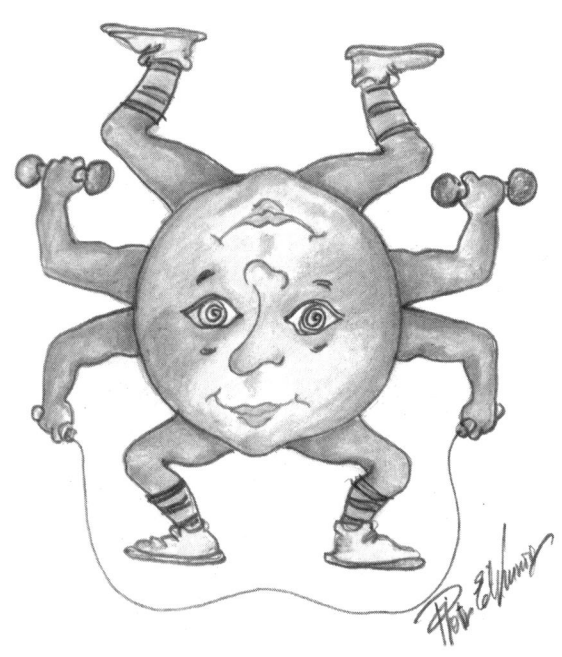

Gedankentraining –
der Weg zum Gesundheitsziel!

FITMIT-Verlag Ingrid Aeckersberg

Kurt-Schumacher-Ring 13

65550 Limburg

Deutschland

Telefon: 06431/408888

Telefax: 06431/408889

E-Mail: verlag@fitmit.de

Internet: www.fitmit.de

Autorin: Tanja Aeckersberg

Illustration: Anneliese Kimpenhaus, Ingrid Aeckersberg, Anne Hübner

Titelgrafik: Pjotr Elkunoviz

1. Auflage, anno 2008

Danksagung

Hiermit möchte ich
meinen Eltern und meiner Großmutter,
Anne und Pjotr, meinen Freunden
für ihre Liebe,
Hilfe und Mitwirkung
an diesem Buch
danken!

Inhalt

*Hoffnungslose Fälle
gibt es nicht,*

es gibt nur Fälle,

*die die Hoffnung
aufgegeben haben!*

Tanja Aeckersberg

Gedankendiät

Der „Jo-Jo-Effekt" bei Diäten ist Ihnen bestimmt bekannt. Man fastet und nimmt mit Gewalt ab, doch nach der Diät nimmt man doppelt so viel wieder zu. Das kommt daher, weil der Körper auf Notprogramm umgeschaltet und alles vermehrt eingelagert hat wie ein Bär vor dem Winterschlaf. Der Hauptgrund ist natürlich, dass man seine Ernährung nicht dauerhaft umgestellt hat und die angefangene Diät nicht hat beibehalten können. Bei allen diesen Diäten wird der Geist des Menschen vergessen, der den Körper steuert und verändert. Fehlt die richtige Einstellung im Kopf, wird keine Diät auf Dauer den gewünschten Erfolg bringen. Wenn eine Diät nötig ist, dann müssen alle Bereiche diese Diät mitmachen. Ihre Denkweise und Ihre Gedanken gehören genauso dazu und haben genauso eine Wirkung auf Sie wie Ihre Ernährung und Bewegungsabläufe. Ihr Essverhalten und Ihre Bewegungsabläufe werden von Ihren Gedanken gesteuert. Sie ernähren sich auch von Gedanken.

Setzen Sie auch Ihre Gedanken auf Diät, wenn Sie eine Diät einhalten. In vielen Fällen genügt sogar eine reine Gedankendiät für den Erfolg. Ohne die entsprechenden Gedanken wird sich in keinem Lebensbereich etwas tun. Mit den richtigen Denkmethoden und Übungen können Sie Ihren Körper besser kontrollieren und steuern und ihn nach Ihren Wünschen verändern. Warum haben Sie das Buch in der Hand? Weil Sie den Gedanken dazu hatten! Gedanken bestimmen unser Leben. Wir bestehen aus Gedanken, ändern wir sie, ändern wir uns!

Die richtige Diät fängt im Kopf an!

Tanja Aeckersberg

Vorwort

Viele Menschen wissen noch gar nicht, was sie mit ihren Gedanken alles vollbringen oder auch anrichten können. Selbst in der heutigen Zeit, in der die Geistheilung als Heilweise neben der Schulmedizin, Naturheilkunde und Religionslehre ihre Anerkennung gefunden hat, gibt es immer noch Menschen, die in ihrem Kopf die schlimmsten Dinge erzeugen und sich dann wundern, wenn diese eintreffen und es ihnen schlecht ergeht.

Gewalt und Aggression werden in Medien wie Spielfilmen oder auch Computerspielen vorgelebt, sodass sie allmählich zum normalen Alltag der heranwachsenden Menschen werden. Wen wundert es, dass Jugendliche in Schulen aggressiv werden und durchdrehen. Ihre großen Vorbilder in Filmen und Computerspielen verhalten sich genauso und machen es ihnen vor.

Was man den ganzen Tag vor Augen hat, das wird für einen irgendwann zur Realität, weil man einfach nichts anderes kennengelernt hat. Dies ist nicht nur bei Gewalt so, sondern auch bei unserem Ess- und Ernährungsverhalten. Dies betrifft die ganze Erziehung. Durch den Umgang miteinander lernen wir und vor allem die Kinder von ihrem Umfeld. Die Werbeindustrie zeigt es uns. Wenn man etwas nur oft genug zu sehen bekommt, dann wird es mit der Zeit ganz selbstverständlich und irgendwann zur eigenen Wahrheit. Es gehört auf einmal zur eigenen Welt dazu und wird als selbstverständlich angesehen. Dies können Produkte sein

11

oder auch Schönheitsvorstellungen, Charaktereigenschaften, Verhaltensweisen oder wie man im Leben zu sein und zu reagieren hat.

Wir leben in einem geschlossenen System. Nichts geht verloren, nichts ist ohne Bedeutung, und alles hat Wirkung und Auswirkung. Selbst der kleinste Gedanke ist Substanz und hat die Kraft, sich zu verwirklichen. Unsere heutige Wissenschaft hat erkannt, dass alles im Universum aus kleinsten Teilchen aufgebaut ist und dass diese Teilchen so klein sind, dass sich nicht mehr unterscheiden lässt, ob es sich um Materie oder Energie handelt. Die meisten Forscher sind jetzt der Meinung, dass alles aus Schwingung aufgebaut ist, also aus Energie. Auch Gedanken bestehen aus dieser Energie und haben genauso Substanz wie alles andere, was existiert, und somit Realität, Wirkung und Auswirkung.

In diesem Buch geht es nun um die Kraft der Gedanken in Bezug auf Gesundheit, Schönheit und Ernährung und wie man sein Traumgewicht und seine Idealgesundheit erreichen kann.

Es ist ganz einfach, wenn man an der richtigen Stelle, dem Inneren, beginnt und nicht von außen an den Symptomen herumdoktert. Man sagt nicht umsonst: „Wahre Schönheit kommt von innen."

In diesem Buch lernen Sie, Ihren Wunschgedanken Kraft zu geben und diese zu verwirklichen.

Es geht um Gedankendiät!

Eine Gedankendiät zum Abspecken von Pfunden, aber auch, um Gedanken auf Diät zu setzen. Solche Gedanken, die dick machen, und solche, die Krankheit hervorrufen.

Sie bestehen aus Gedanken, genauso wie Sie aus Nahrungsmitteln bestehen. Möchten Sie aus Teig bestehen oder lieber aus Salat und Gemüse? Möchten Sie aus negativen und krank machenden Gedanken bestehen, aus üblen Emotionen oder lieber aus Gesundheit, Liebe, Schönheit und Glückseligkeit? Fühlen Sie in sich hinein, wie diese Worte auf Sie einwirken.

Diese Gedankendiät passt für jede Problemzone, die Sie im Leben haben, und Sie können sie zu Ihrer Heilung überall einsetzen. Sie hilft in der Familie oder im Beruf bei Beziehungskonflikten, Mobbing, Krankheit, Ängsten und Sorgen. Alles, was Sie belastet, lässt sich ändern.

Eine Gedankendiät, um mehr Gesundheit zu erlangen in allen Lebensbereichen!

In diesem Buch wird Ihnen mit praktischen Übungen Schritt für Schritt vermittelt, wie Sie Ihre Gedanken und Denkweisen herausfinden und neu strukturieren können. Sie lernen Ihre Gedanken kennen und mit ihnen richtig umzugehen. Somit werden Sie zum Akteur und bestimmen Ihr Denken und damit Ihr Leben. So bekommen Sie Ihre Gedanken in den Griff. Ihr Körper wird sich nach Ihren Wünschen verändern und Gesundheit und Wohlbefinden erlangen.

Viel Erfolg!

Produkt des Jahres

Das Vorgängerbuch „Fit mit Gedankendiät" aus dem Jahr 2001 erhielt die Auszeichnung **„Produkt des Jahres".**

Zitat der Jury:

Aufgrund der einfachen Handhabung als Übungs- und Arbeitsbuch führt es auf gut strukturierte Weise die Menschen an ihre zu verändernden Problematiken heran und kann somit über einen längeren Zeitraum ein hilfreicher Begleiter auf dem spirituellen Weg zu sich selbst sein.

ESO-Fach, Baden-Baden 2002

Man kann viele Bücher lesen,
aber verändern dadurch nichts,
wenn man das Gelesene
nicht umsetzt.

Bewusste Ernährung

Das Idealgewicht und die Körperdiäten sind große Themen unserer Zeit. Kaum jemand ist mit seinem Aussehen und Gewicht zufrieden. Die meisten Menschen sind zu dick, nicht nur aus ihrem Empfinden heraus, sondern auch aus gesundheitlichen und medizinischen Gesichtspunkten.

Unsere sogenannte Wohlstandsgesellschaft erlaubt es uns, alles zu essen, was wir wollen, und das zu jeder Zeit. Früher war das nicht so, und der Mensch brauchte sich kaum Gedanken um sein Essen zu machen. Er musste das wenige essen, was die direkte Umgebung ihm an natürlichen Dingen darbot. Konservierte und verarbeitete Nahrung gab es nicht, auch keine Kühlschränke, und somit waren Probleme mit Übergewicht selten. Es kam eher zu Mangelerscheinungen wegen fehlender Nahrung.

Heute wird Nahrung im Überfluss angeboten, die zumeist industriell verarbeitet und haltbar gemacht ist. Dadurch verliert sie an Inhaltsstoffen und Qualität, und der Mensch muss mehr essen, um den Hunger zu stillen, und nimmt zu.

Sie können es selbst ausprobieren. Kaufen Sie sich eine Standardkarotte im Supermarkt und besorgen Sie sich eine biologisch angebaute direkt vom Bauern, die frisch geerntet wurde. Vergleichen Sie, wie Sie sich nach dem Verzehr fühlen. Sie werden feststellen, dass Sie sich nach dem Verzehr der frischen Bio-Karotte schneller satt fühlen und weniger Essgelüste haben als nach der wasserhaltigen, gezüchteten Supermarktkarotte. In der frischen Karotte ist alles an Inhaltsstoffen und Lichtenergie enthalten, was der Körper braucht. Somit ist er zufrieden und sendet Ihnen das Sättigungsgefühl. Nach der anderen Karotte hingegen werden Sie noch Hunger haben und mehr essen wollen, weil die Karotte „leer" war.

Voraussetzung hierfür ist allerdings, dass Sie überhaupt noch die Fähigkeit haben, Ihren Körper und seine Gefühle wahrzunehmen. Dadurch, dass die Menschen heute alles fix und fertig vorgesetzt bekommen, verlieren sie die Fähigkeit, auf ihre Hunger- und Durstgefühle zu reagieren und dann zu essen und zu trinken, wenn sie es wirklich brauchen.

Auch verlieren sie die Fähigkeit, die vielen verschiedenen Nuancen der eigenen Körpersignale zu unterscheiden. Hauptsächlich deswegen, weil der Körper durch die vielen Geschmacksverstärker und künstlichen Aromen irritiert wird. Durch dieses Missverstehen der eigenen Gefühle essen die Menschen dann irgendetwas. Sie essen Schokolade, Chips oder sonstige Magenfüller. Dadurch ist der Magen dann gefüllt, und der Körper will nichts mehr haben, auch wenn ihm noch etwas an wichtigen Nährstoffen fehlt. Es entstehen Gesundheitsschäden, die lange unbemerkt bleiben.

Heute braucht man auch nicht mehr auf die heimische Ernte zu warten, irgendwo in einem Land ist genau das reif, was man haben möchte. Ich bewerte das nicht als schlecht und nachteilig, im Gegenteil. Es schafft aber Probleme. Nicht nur für den Einzelnen, sondern auch für die Gesellschaft und unseren Lebensraum Erde.

Die Menschen der heutigen Zeit müssen dadurch auch lernen, aus dem Überfluss der angebotenen Lebensmittel zu wählen und für sich das gesündeste und beste herauszusuchen. Sie müssen auch lernen, zu ungesunder oder zu übermäßiger Nahrung Nein zu sagen.

Die meisten Menschen essen heute nicht, weil sie Hunger haben, sondern aus Langeweile, zur Ablenkung, aus Frust, aus sozialen Gründen oder weil es scheinbar umsonst ist. Die gesellschaftlichen Zwänge, denen man ausgesetzt ist, sind nicht zu unterschätzen. Man isst, weil alle essen oder weil es so üblich ist, und nicht, weil man Hunger hat. Im Kino isst man eben Popcorn, weil es dazugehört.

Vor allem Respekt, Dankbarkeit und Achtung vor allen Lebewesen und vor der Schöpfung und allem gegenüber, was diese als Nahrung hervorbringt, sind wichtig. Durch die richtige geistige Einstellung und Dankbarkeit zur eigenen Nahrung verändert sich auch deren Lebensenergie. Außerdem isst man dann auch automatisch andere Dinge.

Das von den geschlachteten Tieren durchlebte Leid bleibt übrigens immer im Energiekörper des Fleisches enthalten, das heißt, man isst es stets mit.

Die Wertschätzung der Nahrung als eine Kostbarkeit fehlt heute oft, und es wird einfach weggeworfen, was man sich zu viel genommen oder eingekauft hat. Wie viele Menschen heute noch an Hunger sterben müssen, das sollte man bei jeder Mahlzeit bedenken. Denn diese Energien isst man mit, man ist nicht getrennt davon. Alles ist mit allem verbunden.

Warum muss man auch unbedingt den Kaviar essen oder die Bananen aus Übersee importieren, wenn die Äpfel im eigenen Garten auf dem Boden liegen und verfaulen?

Die reifen Äpfel frisch vom Baum würden dem Köper besser bekommen. So ein Apfel ist nicht nur frisch und voller lebensnotwendiger Vitamine, sondern hat auch noch Bioenergie und Lebenskraft.

Gerade jetzt wird an Lebensmittelprüfverfahren gearbeitet, bei denen die Lebensmittel nicht nur nach Nährwert und Schadstoffbelastung untersucht werden, sondern auch noch auf ihren Lichtgehalt und damit auf ihre Frische und Lebenskraft.

Sich Gedanken zu machen über alles, was man tut, ist lebenswichtig, denn alles gehört zum Leben.

Dies schafft ein höheres „Bewusst-Sein" und dadurch mehr Gesundheit.

Man **ist** nämlich mehr, als man denkt, und man **isst** auch mehr, als man denkt!

Ein ungeübtes Gehirn ist schädlicher für die Gesundheit als ein ungeübter Körper.
George Bernard Shaw

Was sind Gedanken?

Alles in unserem Universum besteht aus Teilchen oder, besser ausgedrückt, aus Bausteinen. Schon der griechische Naturphilosoph Demokrit erklärte im 5. Jahrhundert vor Christus, dass alle Materie aus kleinsten Teilchen besteht. Als das Atom um 1900 als kleinster Baustein entdeckt wurde, meinten viele, kleiner ginge es nicht. Allerdings finden Wissenschaftler seitdem immer kleinere und noch kleinere Teilchen. Mittlerweile spricht die Wissenschaft nicht mehr von Materie, sondern von Energie. Die Teilchen, die entdeckt werden, sind so klein, dass sich nicht mehr genau feststellen lässt, ob es sich um Materie oder Energie handelt. Tatsächlich gibt es keinen Unterschied mehr zwischen der kleinsten Materie und Energie. Alles ist Schwingung, alles besteht aus Energie.

Der kleinste Baustein ist noch nicht entdeckt, aber ständig werden noch kleinere gefunden. Dieses Ur-Fluidum, das kleinste Teilchen, ist Gott – die große Intelligenz, die Leben spendende Urkraft, aus der alles besteht.

Aus diesen kleinen Ur-Teilchen setzt sich alles zusammen. Alles, was es gibt, sonst würde es nicht existieren. Auch Gedanken. Die Kombination der feinsten Teilchen macht den Unterschied. Alles setzt sich aber letztendlich aus diesen Ur-Teilchen zusammen.

Gedanken haben genauso Masse und Substanz wie alle Dinge, die Sie sehen und anfassen können. Tatsächlich werden immer mehr Messgeräte entwickelt, die Gedanken und menschliche Energie sichtbar machen können. Mit Gedanken steuern Menschen heute schon Computer und Funktionen in Kampfjets. In der Medizin werden Denkmethoden mit zunehmendem Erfolg bei der Behandlung von Krebs eingesetzt. Operationen werden, vor allem in Zahnarztpraxen, bereits unter Hypnose – also Narkose mit Gedankenkraft – durchgeführt.

Hellsichtige Menschen können die Gedanken des anderen in seinem Energiefeld ablesen und auch mit erhöhter Sinneswahrnehmung sehen. Die Aurafotografie ist mit ihren Bildern gerade erst am Anfang und zeigt erste Möglichkeiten.

Die Geistheilung ist seit 2004 auch in Deutschland als dritte Heilmethode neben der Schulmedizin und Naturheilkunde anerkannt worden. In anderen Ländern wird die Geistheilung als genauso „normal" angesehen wie bei uns die Schulmedizin und wird effektiv zur Heilung von Krankheiten angewendet. Vor allem England war jahrelang Vorreiter. Dort arbeiten Geistheiler und Schulmediziner in Krankenhäusern erfolgreich zusammen.

Jeder kann denken, jeder kann durch eine Änderung der Gedanken „heilen". Jeder tut es schon und hat es schon oft getan, Sie auch. Wie gut und wie schnell sich Ihre Gedanken in die Tat umsetzen, hängt von Ihrem Bewusstsein, Ihrer Lebenseinstellung, Ihren ethischen und moralischen Vorstellungen, Ihrem Glauben und letztendlich auch von Ihrem Training ab. Wie in jedem Beruf so ist es auch in der Geistheilung, wer sich damit beschäftigt, seine Fähigkeiten übt, seine geistigen Muskel trainiert, der wird immer besser.

Die Macht der Gedanken

Warum soll richtiges Denken mir helfen und mich verändern?

Haben Sie sich schon einmal gefragt, wer Sie sind und woraus Sie bestehen, was Sie von anderen Menschen unterscheidet, was Ihre Persönlichkeit ausmacht?
Nun, Sie werden vielleicht sagen, ich bestehe aus Zellen, organischen Substanzen, Mineralien, Wasser und solchen Dingen. Aber das ist noch nicht alles. Sie bestehen auch aus dem, was Sie über sich denken, wer Sie sein wollen, und aus dem, was andere über Sie denken.

Sie bestehen aus dem, was Ihr Körper von der Umwelt aufnimmt. Dies ist eben nicht nur die Nahrung, sondern das sind auch Gedanken, Informationen, Gefühle, Erinnerungen, Erfahrungen, Entscheidungen, Wissen und vieles mehr.

Alles, was Ihre Sinne wahrnehmen, also was Sie hören, riechen, schmecken, sehen und tasten, haben Sie schon aufgenommen. Wie ein Computer, der Daten sammelt, oder eine Videokamera, die alles aufnimmt. Nichts von dem Erlebten geht verloren, sondern wird als Erfahrung, Erlebnis und Erinnerung in Ihrem Energiekörper gespeichert. Ihr Bewusstsein nimmt davon allerdings nur einen kleinen Teil wahr. Das meiste von dem Erlebten bleibt den Menschen unbewusst, bis sie gelernt haben, ihr Leben von einem höheren Blickwinkel aus zu betrachten, mehr Informationen gleichzeitig wahrzunehmen und auch ihr Gedächtnis zu schulen, um sich an mehr zu erinnern.

Sie bestehen also aus einer Sammlung von Gedanken und Informationen!

Sie denken ständig. Ihr Nervensystem schickt Tausende von Gedankenimpulsen alleine zur Steuerung ihrer Körperhaltung. Ohne ständiges Denken könnten Sie sich nicht aufrecht halten oder Ihre Hand bewegen. Auch alle Körperfunktionen werden durch mehr oder weniger bewusste Gedanken gesteuert. Jede Sinneswahrnehmung ist ein gedanklicher Austausch von Informationen.

Es gibt keinen Stoff, der auf Dauer nicht zerfällt oder sich umwandelt. Der Körper verändert sich in Sekundenbruchteilen, und Hunderte von Zellen sterben und werden neu aufgebaut. Nichts bleibt so, wie es ist. Sobald ein Unterschied zwischen etwas besteht, findet in irgendeinem Bereich ein Energieaustausch beziehungsweise ein Stoffwechsel statt. Leben ist Veränderung, Erfahrung und Bewegung. Alles lebt somit.

Sobald Sie einen Unterschied wahrnehmen, hat sich schon etwas verändert, bewegt und ist ausgetauscht worden. Wenn etwas ausgetauscht wird, ist es automatisch auch immer ein Energieaustausch. Energie ist Information, und Informationen sind Gedanken. Gedanken entstehen in Ihnen oder Sie haben sie, wenn Sie etwas Unterschiedliches wahrnehmen. Sie reagieren immer auf Ihre Umwelt. Sie steuern durch Ihre Gedanken Ihre Umwelt, und Ihre Umwelt steuert Sie.

Eigentlich kann man Sie gar nicht von Ihrer Umwelt trennen. Wo der Mensch mit seinem Energiekörper aufhört, muss erst noch entdeckt werden. Man wird feststellen, dass der Mensch so groß ist und so weit reicht, wie er denken kann, und im Grunde sind Sie kein anderer als Ihr Gegenüber.

Durch ein verändertes Bewusstsein im Augenblick, das auch eine Art von Denken ist und damit ein neuer Blickwinkel der Lebenssituation, verändert sich die Realität schlagartig.

Ich muss da immer an den Film „Matrix" denken. Von einer Sekunde auf die nächste wird aus einer grauen zerstörten Stadt auf einmal ein blühender, schöner und friedfertiger Ort. Wie sich die Wirklichkeit durch neue Informationen verändert, wurde in dem Film wunderbar dargestellt. Auch wie auf einmal eine Mauer da sein kann, wo vorher keine war und umgekehrt. Ja, es ist tatsächlich so. Eine offenbar unmögliche Lebenssituation kann auf einmal komplett verschwinden oder eine andere Bedeutung bekommen. Das Leben kann sich immer um 180 Grad wenden, jederzeit.

Das Universum ist so groß, so vielschichtig und multidimensional, es ist alles möglich. Die Wissenschaft spricht jetzt auch von einer Quantenmatrix, aus der alles besteht. Der Mensch mit seiner Wahrnehmung erlebt nur einen kleinen Teil davon.

Alle Übungen in diesem Buch sind selbstverständlich auch dafür vorgesehen, Ihnen so etwas zu ermöglichen und Ihr Bewusstsein anzuheben.

Durch neues, gesundes Denken vergrößert sich Ihr Energie-feld, und somit haben Sie mehr Bewusstsein im Augenblick und einen besseren Blickwinkel, um Ihre Lebenssituation wahrzunehmen. Dadurch verändert sich Ihr ganzes Leben zum „Guten".

Je höher das Bewusstsein ist, je mehr ist es eins mit allem, je mehr ist es universelles Bewusstsein und nicht mehr so im Ego, das heißt im persönlichen kleinspurigen Denken des Einzelnen. Sie erfahren die All-Einheit.

Ihre Lebensziele werden globaler, wenn sich Ihr Bewusstsein anhebt. Man könnte es folgendermaßen verdeutlichen: Sie denken nicht mehr: „Was koche ich morgen?", sondern: „Was kocht die Welt morgen?". Sie fragen sich auch nicht mehr, was Sie wollen, sondern was Gott will, was alle aus ihrem tiefsten Inneren möchten! Dadurch erhalten Sie auch Energie von allen, und Ihr Leben wird sich schlagartig zum Guten wenden. Denn dann sind Sie auch ein Teil von allen, und niemand will Ihnen mehr etwas Böses, weil Sie mit den anderen zusammenarbeiten und eine Einheit bilden.

Je höher, je feinstofflicher, je größer Ihr Bewusstsein ist, umso göttlicher wird es, und ein Gottesbewusstsein führt immer zum Paradies auf Erden.

Aber jetzt zurück zu Ihrem bewussten Denken und wie Sie durch Ihre gesteuerte Gedankenkraft Ihrem Körper, Ihrem Geist und Ihrem ganzen Leben zu mehr Gesundheit und Glückseligkeit verhelfen können.

Das, was Sie in sich aufnehmen an Gedanken und Informationen, bestimmt also die Frequenz und Größe Ihres Energiefeldes der sogenannten Aura.

Was denken Sie über sich?
Gutes, Großartiges und Gesundes oder Übles und Krankmachendes?

Nehmen Sie sich ein Blatt Papier und einen Stift zum Aufschreiben. Es ist gut, wenn Sie Dinge niederschreiben und vor sich liegen haben. So können Sie das Aufgeschriebene besser von außen beurteilen und sind neutraler. Auch können Sie so Ihre Gedanken leichter verändern oder loslassen.

Die aufgeschriebenen Gedanken werden dadurch auch klarer und bewusster, als wenn Sie nur etwas schnell denken. Durch das Aufschreiben bekommen Ihre Absichten auch mehr Kraft und Gültigkeit und werden sich schneller in die Tat umsetzen.

Der Mensch ist nichts anderes,
als wozu er sich macht!
Jean-Paul Sartre

 **Übung:** Was denke ich über mich?

Schreiben Sie zehn Punkte auf, was Sie heute alles über sich gedacht, gesagt oder erzählt haben.

Egal, ob es etwas Gutes oder Schlechtes über Sie ist. Hauptsache, es wird Ihnen bewusst.
Denken Sie nach!

Was Sie bewusst aufnehmen und annehmen, dazu werden Sie! Aus was für Gedankeninformationen bestehen Sie?

- *Ich bin blöd ...*
- *Ich bin ein Esel ...*
- *Ich bin nicht gut im Beruf ...*
- *Ich bin zu krank dafür ...*
- *Ich bin ein Glückspilz ...*
- *Ich bin gut im Sport ...*
- *Das habe ich aber toll gemacht ...*
- *Ich bin ein netter Kerl ...*
- *Ich mache in Sachen Ernährung alles falsch ...*
- *Alle mögen mich ...*
- *Die können mich nicht leiden ...*
- *Meine Haare gefallen mir nicht mehr ...*
- *Ich sehe aber schlimm aus heute ...*
- *...*

 **Übung:** Womit habe ich mich heute beschäftigt?

Notieren Sie bitte wieder zehn Punkte, was Sie heute alles erlebt haben.

Womit haben Sie sich beschäftigt?
Was haben Sie für Nachrichten gehört, gelesen oder im Fernsehen gesehen?
Was haben Sie an Informationen wahrgenommen?

- *Das Wetter wird schlechter ...*
- *Es ist kein Geld in der Staatskasse ...*
- *Da waren Einbrüche in der Nachbarschaft ...*
- *Ich habe einen schönen Kuchen gebacken ...*
- *Heute war viel Autoverkehr auf der Straße ...*
- *Meine Kollegen waren aber gut drauf heute ...*
- *Der hat eine schlimme Krankheit ...*
- *Wieder eine Umweltkatastrophe ...*
- *Wieder ein Busunglück ...*
- *Der und die sind gestorben ...*
- *Meine Kinder sind lieb ...*
- *Meine Fußballmannschaft hat verloren ...*
- *Mein Ex hat mich wieder geärgert ...*
- *Die Biere in der Kneipe haben gut geschmeckt ...*
- *...*

Wer bin ich?

Wie Sie schon herausgefunden haben, sind Sie eine Sammlung von Energie und Information. Sie bestehen aus verschiedenen Substanzen, aus Wasser und Mineralien, aber auch aus Meinungen, Gefühlen und Urteilen.

Sie können sagen: „Ja, ab jetzt bin ich ein Vegetarier", oder: „Von nun an bin ich Nichtraucher. Ich habe Erfahrungen gemacht und meine Lebensumstände haben mich überzeugt." Wenn Sie meinen, ab heute sind Sie „so", werden sich auch sofort Ihr Leben und Ihre Gefühle zu dieser Meinung hin verändern. Wenn Sie sich für etwas entscheiden, wird sich alles zu dieser Entscheidung hin umändern. Heute haben Sie eine neue Meinung von „richtig" oder „falsch", daher werden Sie sich und andere Leute entsprechend anders sehen und beurteilen. Sie werden auch andere Leute treffen.

Deswegen war Ihr Leben früher nicht schlecht. Sie wussten es nicht besser, jetzt sind Sie jemand anderes. Früher waren Sie vielleicht Zigarettenverkäufer, und heute arbeiten Sie in einem Bioladen. Sie treffen nun andere Leute, sprechen über andere Themen, erfahren andere Dinge als früher von der Zigarettenkundschaft. Sie werden jetzt auch anders über Ihre damalige Kundschaft denken.

Die Eigenschaften, die Sie beibehalten und fördern möchten, werden angenommen und verinnerlicht, alte Gewohnheiten abgelegt. Sie leben dann entsprechend und verhalten sich auch so. Sie haben eine andere Ausstrahlung, die von Ihrer Umwelt wahrgenommen und auf die entsprechend reagiert wird.

Sie bestehen aus dem, was Sie in sich aufnehmen, für sich akzeptieren und sein wollen.

Wenn Sie etwas essen, was nicht gut für Sie ist, wird es Ihnen entsprechend schlecht ergehen. Essen Sie etwas, was Ihr Körper braucht, worauf Sie wirklich Appetit haben, werden Sie sich sofort besser fühlen. Bei Gedanken ist es ähnlich. Denken Sie schlecht über sich, macht sich das genauso bemerkbar, als wenn Sie sich mit Ihren Gedanken unterstützen und aufbauen.

Wenn Sie den Gedanken „Die Welt ist schlecht" zulassen, wird Sie Ihnen auch so begegnen. Allerdings werden Ihnen auch Ausnahmen begegnen. Sie denken vielleicht, die Welt sei schlecht, und es wird Ihnen dennoch Gutes widerfahren. Solange Sie kein universelles Bewusstsein und noch eine Persönlichkeit haben, denken Sie nicht alleine. Die anderen Persönlichkeiten, die Welt, denkt auch und hat auch eine Meinung. Alle Gedanken zusammen bewirken das Geschehen. Je höher das eigene Bewusstsein und je direkter man selbst beteiligt ist, desto mehr Durchsetzungskraft haben allerdings die eigenen Gedanken.

Ich bestehe auch aus dem,
was ich über mich denke!

Übung: Wer bin ich?

Schreiben Sie bitte wieder einige Punkte auf, wer Sie sind. Also nicht mehr, was Sie alles gedacht haben, sondern was Sie denken, wer Sie sind. Sind Sie groß oder klein, dick oder dünn, Mann oder Frau, gehören Sie zur Partei A oder B?

- *Ich bin blond ...*
- *Ich bin 1,70 groß ...*
- *Ich bin dick ...*
- *Ich habe kurze Beine ...*
- *Ich bin ein Optimist ...*
- *Ich bin Nichtraucher ...*
- *Ich bin Vegetarier ...*
- *Ich bin ein Europäer ...*
- *...*

Es ist wichtig, dass Sie diese kleinen Übungen direkt mitmachen. Das Tun ist wichtig!
Sie kennen den Spruch:

„Der Weg ist das Ziel.“
Dalai Lama

Wenn Sie jetzt eine Übung richtig mitmachen, bringt Ihnen das mehr, als wenn Sie diese Übung vielleicht später einmal nachmachen oder denken, Sie wüssten das ja alles schon und bräuchten das nicht zu tun. Ihr Unterbewusstsein merkt sich alles. Jede Anstrengung, und sei sie auch noch so klein, ist Energie in die richtige Richtung und führt zum Ziel. Wenn Sie sich jetzt im Kleinen überwinden, wird Ihnen das dann später auch im Großen Erfolg bringen. Wenn Sie jetzt nichts tun, können Sie auch später keinen Erfolg erwarten. Jede Übung macht Ihren Kopf klarer, freier und Ihre Gedanken strukturierter.

Mit solchen Übungen trainieren Sie Ihre Willensstärke und Gedankenkraft. Je gezielter und klarer Sie denken, je schneller werden sich Ihre Wünsche und Absichten realisieren.

Ihr Bewusstsein muss in Bewegung kommen. Wenn Sie jetzt faul sind, wird Sie diese Trägheit nachher auch bei wichtigeren Dingen bremsen. Jetzt gilt es! Jede Übung bringt Sie voran, macht Sie bewusster. Das ist die Praxis! Wie schon gesagt, wie im Kleinen so später auch im Großen.

Stärken Sie Ihren Geist!

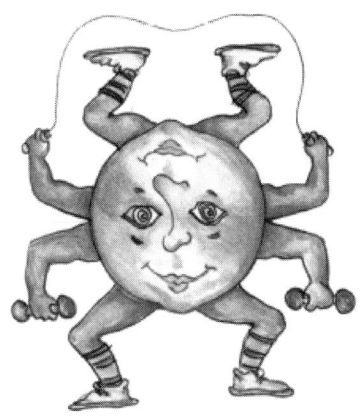

Gedanken verändern Materie

Gedanken verändern Materie! Dies war vor einigen Jahren noch eine Sensation, denn die Menschen glaubten noch an eine feste Form der Materie und die Nutzlosigkeit ihrer Gedanken. Aber ich habe ja schon erklärt, dass Gedanken auch eine Art von Materie sind beziehungsweise Materie auch nur eine Sammlung von Gedankenenergie ist.

Aber jetzt ist ein einfacher Weg gefunden worden, um die Wirkung der Gedanken sofort sichtbar zu machen. Ein Weg vor allem, wie man auf einfache Weise auch den Unterschied von gesunden und krank machenden Energien deutlich machen und unterscheiden kann. Es ist der Beweis gelungen, dass negative Gedanken wirklich krank machen und gesunde heilen.

Masaru Emoto und seine Forscherkollegen haben es geschafft. Masaru Emoto ist ja einer der bekanntesten Wissenschaftler unserer Zeit und hat mit seinen Wasserforschungen Weltruhm erreicht. Er hat mit einfachen Mitteln die Kraft der Gedanken sichtbar gemacht und, wie gesagt, sogar aufgezeigt, dass gesunde Gedanken gesund machen und krank machende Gedanken krank machen.

Mittlerweise gibt es sehr viele wissenschaftliche Berichte und Bücher von seinen oder vergleichbaren Arbeiten, die immer ein ähnliches Ergebnis aufzeigen: Gutes und gesundes Denken macht gesund.

Masaru Emoto beschreibt in seinem Buch „Die Botschaft des Wassers", wie Kinder gekochten Reis in einem Glas besprechen. Eine Gruppe denkt und bespricht ein Glas mit gekochtem Reis mit guten und schönen Gedanken und die andere Gruppe mit negativen Gedanken und beschimpft es. Der Reis in dem „gut" besprochenen Glas war nach Wochen noch haltbar und genießbar, der Reis in dem anderen „negativ" besprochenen Glas dagegen schon nach wenigen Tagen übel riechend und verfault aussehend und natürlich nicht mehr essbar.

Masaru Emoto hat Wasserproben auf der ganzen Welt genommen, in einem Spezialverfahren eingefroren und unter dem Elektronenmikroskop untersucht. Wasser von gesunden Quellen bildet immer wunderschöne Wasserkristalle (Schneeflöckchen) aus, krank machendes oder verseuchtes Wasser nicht.

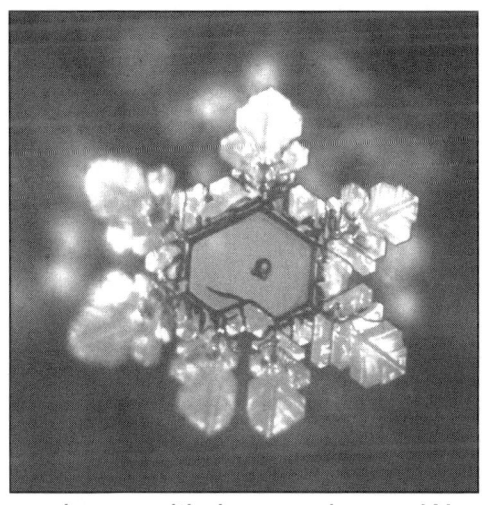

Gesundes, positiv besprochenes Wasser

Er forschte weiter und besprach Wasserproben mit Worten oder beschrieb Aufkleber, die auf den Gläsern angebracht waren. Auch hier das verblüffende Ergebnis: Bei gesunden Gedanken verändert sich das Wasser zu den wunderbaren Wasserkristallen, wie sie in Heilquellen vorkommen.

Übrigens bildeten sich auf den gesunden Wasserproben auch kaum Bakterien, und die Menschen wurden gesünder davon. Auf den krank machenden Proben wuchsen und vermehrten sich Keime um ein Vielfaches, allerdings gab man dieses Wasser verständlicherweise niemandem zum Probieren.

Bei krank machenden Gedanken entstehen keine Kristalle, und das Wasser sieht genauso kaputt und nach nichts aus, wie das die Proben von verseuchten Quellen zeigen.

Somit hat Masaru Emoto auf einfache Weise die Kraft der Gedanken und die Macht der gesunden Gedanken bewiesen und sichtbar gemacht.

So gibt es viele ähnliche Forschungen von renommierten Wissenschaftlern unserer Zeit. Fritz A. Popp aus Deutschland, um nur einen zu nennen, macht mit seiner Biophotonenforschung und seinen Messungen der Zellstrahlung immer noch von sich reden und ständig neue Entdeckungen.

Nur wer gegen den Strom schwimmt,
gelangt zur Quelle.
Chinesische Weisheit

Wie können Gedanken mich verändern?

Da beim Menschen dessen grobe Bausteine auch aus den ganz kleinen und noch kleineren Ur-Teilchen zusammengesetzt sind, kann man beim Ändern der feinen Bausteine die groben Teilchen automatisch mitverändern.

Wie bei der russischen Spielfigur, der sogenannten Matroschka, bei der in einer groben Hülle immer kleiner werdende Figuren stecken.

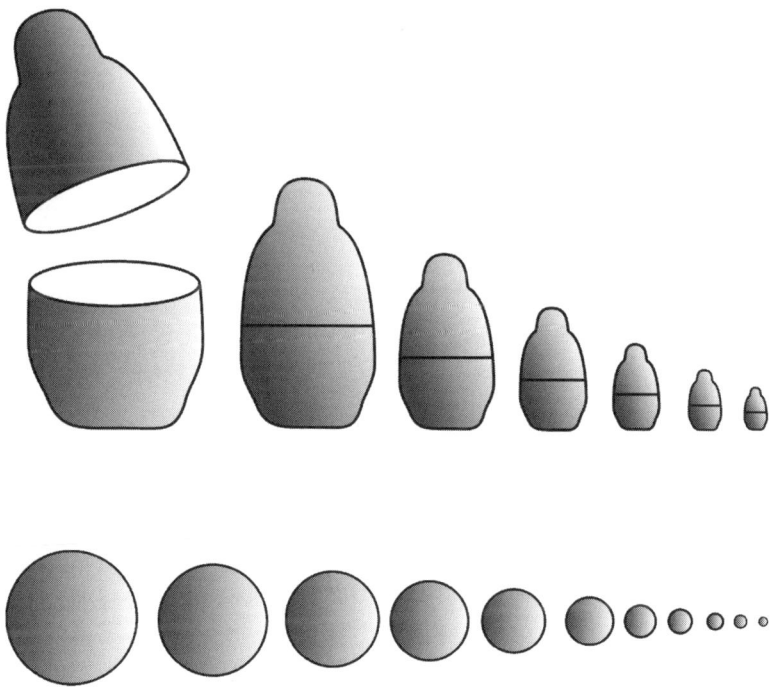

Ändern Sie also Ihre viel feiner zusammengesetzten Gedanken, so wird Ihr grobstofflicher Körper automatisch mit verändert. Die Wirkung lässt sich sofort messen. Die Dauer, bis sie sichtbar wird, hängt allerdings von der Qualität Ihrer Gedankenarbeit ab und von den anderen Gedanken, die Sie haben, und von dem, was Sie in der Vergangenheit getan oder gedacht haben.

Wenn Sie Ihre Gedanken ändern, setzen Sie weiter hinten oder je nach Sichtweise mehr am Anfang der Teilchenkette an und können eine größere Wirkung erzielen, als wenn Sie nur oberflächliche Symptome bekämpfen. Sie arbeiten dann auf einer viel feinstofflicheren Ebene – und an der Ursache.

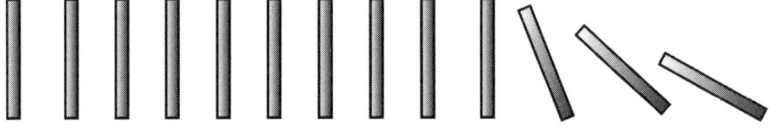

Anfang   Ende

Wenn Sie den Dominostein am Ende der Kette anstoßen, werden Sie bei den restlichen Elementen der Kette viel mehr bewirken, als wenn Sie erst einen Stein am Anfang in dieselbe Richtung umkippen (verändern) würden. Denn die ganze Kette gehört dazu.

Fazit: Wenn man nur an der Oberfläche kratzt, erreicht man nichts, denn die Ursache bleibt unberührt. Setzen Sie an der Ursache an und bringen Sie die ganze Kette in Bewegung, indem Sie Ihre Gedanken verändern.

Übung: Wie schnell können Gedanken mich verändern?

Ein einfaches Beispiel, das Sie selbst gleich ausprobieren können.

Messen Sie Ihren Puls oder Blutdruck und schauen Sie dabei in einen Spiegel. Beobachten Sie Ihr Gesicht, kontrollieren dabei Ihren Puls und alles, was Ihnen sonst noch einfällt.

Denken Sie dann intensiv an ein schönes Erlebnis, das Ihnen einfällt oder das Sie erlebt haben. Beobachten Sie dabei, was passiert. Sie werden merken, wie sich Ihr Aussehen und Ihre gemessenen Werte verändern.

Anschließend denken Sie intensiv an ein schlimmes Ereignis oder etwas Trauriges, das Sie vielleicht einmal empfunden haben. Sofort ändern sich Ihre Werte messbar, und auch Ihr Gesicht sieht ganz verändert aus.

Wenn Sie selbst nichts bemerken, fragen Sie einen Freund oder eine Freundin. Freunde oder Familienmitglieder werden sofort eine Veränderung bemerken. Bei anderen Menschen erkennen Sie auch deren Stimmung oder Laune direkt. Wie haben Sie das bemerkt und woran erkannt?

Fachkräfte können noch viel mehr nachweisen und aufzeichnen, und immer mehr wird entdeckt. Der Lügendetektor ist auch so ein Gerät, mit dem emotionale Feinheiten unterschieden werden. Ein anderes Beispiel ist das Immunsystem, es reagiert besonders auf Ärger und Stress. Die

Anzahl der freien Radikale im Blut erhöht sich sofort bei Stress oder Wut und sinkt wieder bei Entspannung und Ausgeglichenheit. Die meisten Herzinfarkte werden durch Stress ausgelöst, weil sich die kleinen Blutgefäße dabei verkrampfen.

Wenn jemand schlimme Nachrichten gelesen oder gehört hat, beschäftigt sich das Unterbewusstsein weiter damit. Der Körper steht dabei die ganze Zeit unter Dauerstress und leidet gesundheitlich. Die Gemütsstimmung kann noch Tage nach schlechten Nachrichten oder Ärger getrübt sein und damit die Energiefrequenz gemindert. Solche gesundheits-schädlichen Emotionen und Zustände sollten Sie immer sofort erkennen und vermeiden. Es genügt meistens schon, wenn Ihnen eine schlechte Laune bewusst wird und Sie dies als gesundheitsschädlich einstufen. Ihr Unterbewusstsein wird sich dann sofort mit der Auflösung beschäftigen. Natürlich werden Ihnen hier noch viele Übungen begegnen, die Ihnen helfen, mit so etwas umzugehen.

Übung: Die Kraft der Gedanken!

Noch ein Test, damit Sie sehen, wie Ihre Gedanken Ihre Lebenskraft verändern. Sie kennen solche „Armdrücktests" vielleicht aus der Kinesiologie.

Suchen Sie sich einen Partner, der sich aufrecht hinstellt, und lassen Sie ihn einen Arm seitlich in die Horizontale ausstrecken. Nun drücken Sie den seitlich ausgestreckten

38

Arm Ihres Partners nach unten und beurteilen seine Widerstandkraft und wie weit Sie den Arm nach unten drücken können.

Anschließend bitten Sie ihn, an seinen letzten stressigen Arbeitstag zu denken und wie er so richtig groggy war oder sein Chef ihn drangsaliert hat. Drücken Sie in diesem Moment den Arm wieder nach unten. Sie werden feststellen, dass Ihnen das diesmal mühelos gelingt. Die Kraft Ihres Partners hat deutlich nachgelassen.

Danach soll Ihr Partner an ein schönes Ereignis denken, als es ihm gut ging, zum Beispiel an seinen vergangenen Urlaub. Dabei seinen ausgestreckten Arm wieder hinunterdrücken. Nun, was ist geschehen? Seine Kraft ist wieder da, und er ist sogar noch stärker geworden als beim ersten Drücken.

Gedanken sind pure Energie, die Sie sofort stärken oder schwächen können.

Ein anderes Beispiel. Machen Sie noch einmal den gleichen Test mit dem Armdrücken. Ihr Partner soll den Arm ausstrecken und seinen Namen aussprechen. Dabei drücken Sie wieder nach unten. Sie werden feststellen, dass er sehr stark ist.

Dann die gleiche Übung, und er soll einen fremden Namen nennen, vielleicht sogar einen, den er nicht leiden kann. Sie werden sofort merken, wie der Arm beim Drücken wie Pudding hinunterfällt.

Eine weitere Variation des Testes ist mit Lüge und Wahrheit. Lassen Sie Ihren Partner eine Unwahrheit sagen und machen dabei den Drücktest. Zum Beispiel soll er sagen: „Ich bin eine Frau", wenn er ein Mann ist oder umgekehrt. Oder: „Ich bin ein Franzose", wenn er ein Deutscher ist. Es geht auch mit: „Ich bin gelernter Bäckermeister", und er ist in Wahrheit etwas anderes von Beruf. Der Spruch „Lügen haben kurze Beine" passt hier genau, denn viel Kraft bleibt Ihrem Partner da nicht mehr übrig. Das ist übrigens die einfachste Form eines Lügendetektors.

Wenn sich nun jemand den ganzen Tag mit Negativem oder mit Unwahrheiten beschäftigt, können Sie sich denken, wie es diesem Menschen energetisch und gesundheitlich geht.

Wahrheit ist nicht umsonst eine wichtige spirituelle Disziplin, die zur Gesundheit und Erleuchtung führt. Dies gilt auch für die Übungen in diesem Buch. Ohne Ehrlichkeit und Wahrheit, vor allem auch sich selbst gegenüber, werden Sie keinen dauerhaften Erfolg ernten.

Gesunde Gedanken haben mehr Energie, fördern die Lebenskraft und erweitern das Energiefeld. Sie sind auch immer stärker und gesünder und setzen sich durch. Das Gute siegt immer. Krank machende Gedanken schwächen Sie, und Ihr Lebensfluss wird unterbrochen. Man könnte auch sagen: Der Wasserhahn ist mehr zu- als aufgedreht. Ihr Energiefeld und Ihr Bewusstsein werden kleiner.

Gedanken sind Informationen, Eigenschaften, Symbole, Wünsche, Lebensweisen, Merkmale und vieles mehr. Sie

40

haben genauso Substanz, sind genauso real und präsent und haben ihre entsprechende Wirkung wie alles andere, was Sie wahrnehmen, dies kann ich gar nicht oft genug betonen.

Die Wirkung von Gedanken sollten Sie nicht unterschätzen. Sie können sich mit richtigen Gedanken sofort helfen und mit falschen Gedanken krank machen. Wenngleich Sie die Gedanken vielleicht nicht sehen können oder ihre Auswirkungen nicht immer sofort spüren, wirken sie doch. Nehmen Sie die Röntgenstrahlung als Beispiel. Bei den ersten Atomtests und Röntgenversuchen standen die Leute noch daneben und haben zugeschaut. Zuerst haben sie auch nichts bemerkt, die Nachwirkungen kamen erst viel später. Diese Röntgenstrahlung kann kaum ein Mensch direkt spüren, und trotzdem hat sie großen Einfluss auf uns.

In der Werbung finden Sie die besten Beispiele, wie mit Gedanken von Menschen gearbeitet wird und welche Wirkungen damit erzielt werden. Beobachten Sie einmal die Hintergedanken von Werbesendungen oder wie krank man gemacht wird, wenn man nicht dieses spezielle Mittel nimmt oder wie hässlich man aussieht, wenn man nicht genau das empfohlene Produkt anwendet. Werbung kann manchmal ganz schön brutal und manipulativ sein. Man wird nie erfolgreich sein, isst man nicht diese Schokolade, wird dort gesagt. In anderen Ländern wird Gedankenmanipulation Voodoo genannt.

Nutzen Sie jetzt diese Strategien für sich, indem Sie das denken, was Sie möchten, und das, was Ihnen hilft. Vorsicht und Achtsamkeit sind dabei geboten. Es ist gleichgültig, ob

Sie für sich denken oder für andere. Was Sie ausstrahlen, aussenden, das ziehen Sie auch wieder an. Beim Lachen merkt man das am besten: Es wirkt so ansteckend auf andere, dass sie in das Lachen einstimmen.

Dieses Buch beschäftigt sich hauptsächlich mit Ihren eigenen Gedanken. Hier lernen Sie erst einmal, nur mit den eigenen Gedanken und Ihren Gedanken zu sich selbst umzugehen. Wenn Sie die Gedanken anderer ändern wollen, dann müssen Sie sowieso mit sich selbst anfangen. Ändern Sie sich und Ihr Denken, dann ändert sich auch Ihr Umfeld und das Denken Ihres Umfeldes. Was Sie aussenden, was Sie sind, das bekommen Sie auch von überall widergespiegelt.

Sie können nur die Radiofrequenz hören, auf die Sie eingestellt sind. Sie sind der Empfänger. So wie Sie eingestellt sind, so nehmen Sie Ihre Umwelt wahr. Gehen Sie auf eine andere Radiofrequenz, dann hören Sie auch eine andere Musik. Probieren Sie es gleich aus, und der Erfolg wird sich einstellen.

Also, ändern Sie sich, dann ändern Sie auch gleichermaßen Ihr Umfeld. Wenn Sie ein höheres Bewusstsein erlangen, dann erkennen Sie sowieso, dass Sie nicht getrennt sind von den anderen und der restlichen Welt, das habe ich Ihnen ja vorher bereits angedeutet. Lassen Sie solche Erfahrungen zu. Sie werden überrascht sein, wie einfach das geht.

Ich ändere mich und damit die Welt!

 **Übung:** Was denken Sie über Ihren Körper?

Zählen Sie Ihre einzelnen Körperteile oder Körperbereiche auf und schreiben Sie Ihre Meinung darüber auf:

Ich denke, ich habe schöne Augen ...
Ich denke, mein Bauch ist zu dick ...
Mein Bein tut weh ...
Ich bin gut in Form ...
Meine Haut sieht nicht gut aus ...
Ich habe Arthrose ...
...

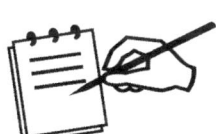 **Übung:** Was empfinde ich dabei?

Betrachten Sie jetzt Ihre aufgeschriebenen Sätze und schreiben Sie hier auf, was Sie dabei empfinden.

Ich freue mich über meine schönen Augen,
ich bin stolz auf sie ...
Das ist schlecht für mich, ich bin hässlich ...
Ich bin krank, ich fühle mich elend ...
Ich genieße meine Fitness ...
Ich bin nicht attraktiv ...
Ich bin chronisch krank, ein hoffnungsloser Fall ...

Übung: Gedanken bewerten

Nun können Sie die aufgeschriebenen Sätze bewerten. Welche Gedanken sind gut und positiv für Sie und welche negativ?

Ich freue mich über meine schönen Augen, ☺
ich bin stolz auf sie ... ☺
Das ist schlecht für mich, ich bin hässlich ... ☹
Ich bin krank, ich fühle mich elend ... ☹
Ich genieße meine Fitness ... ☺
Ich bin nicht attraktiv ... ☹
Ich bin chronisch krank ... ☹

Übung: Gedanken korrigieren

Nun haben Sie die Wahl, umzudenken oder sich zu ändern. Schreiben Sie die Sätze um, die Ihnen nicht gefallen, oder löschen Sie diese Sätze einfach und streichen Sie sie durch.

Beginnen Sie mit dem Durchstreichen und Auflösen.

Sagen Sie sich: „Indem ich die Sätze jetzt durchstreiche, lösche ich sie aus meinem Energiefeld und benutze diese Aussagen in Zukunft nicht mehr." Fühlen Sie in sich hinein.

Meine Glaubenssätze:

Ich denke, ich habe schöne Augen ... ✓
~~*Ich denke, mein Bauch ist zu dick*~~ ... ✗
~~*Mein Bein tut weh*~~ ... ✗
Ich bin gut in Form ... ✓
~~*Meine Haut sieht nicht gut aus*~~ ... ✗
~~*Ich habe Arthrose*~~ ... ✗

Meine innerlichen Gefühle:

Ich freue mich über meine schönen Augen, ✓
ich bin stolz auf sie ... ✓
~~*Das ist schlecht für mich, ich bin hässlich*~~ ... ✗
~~*Ich bin krank, ich fühle mich elend*~~ ... ✗
Ich genieße meine Fitness ... ✓
~~*Ich bin nicht attraktiv*~~ ... ✗
~~*Ich bin chronisch krank, ein hoffnungsloser Fall*~~ ... ✗

Fühlen Sie tief in sich, wie sich diese Energien beim Durchstreichen auch in Ihnen auflösen. Sie können dies mehrmals wiederholen. Eine magische Zahl ist die Drei. Wiederholen Sie das Durchstreichen dreimal.

Das Magische kommt allerdings nur aus der Gewohnheit und aus Angst. Wenn Sie sicher sind, dass einmal genügt, dann genügt es auch. Das ist Ihr Glaube. Seien Sie sich einfach sicher, dass es so ist.

Nun das Gleiche, nur werden die negativen Aussagen jetzt umformuliert. Sagen Sie sich: „Indem ich nun die Sätze umschreibe und in Gutes ändere, ziehe ich in Zukunft auch diese guten Energien an."

Ich denke, mein Bauch ist zu dick ...
Das ist schlecht für mich, ich bin hässlich ...
→ *Ich habe einen gesunden Bauch, ich liebe ihn, er wird sich weiter nach meinen Wünschen verändern ...*
→ *Es ist alles gut ...*

Mein Bein tut weh ...
Ich bin krank, ich fühle mich elend ...
→ *Meinem Bein geht es schon viel besser, es wird immer gesünder, es bringt mich sicher voran ...*
→ *Es fühlt sich schon viel besser an, ich bin gesund ...*

Meine Haut sieht nicht gut aus ...
Ich bin hässlich ...
→ *Ich achte nun besser auf meine Ernährung, entgifte meinen Körper und trinke viel, meine Haut erholt sich, sie wird immer gesünder ...*
→ *Ich bin schön und sehe gut aus ...*

Ich habe Arthrose ...
Ich bin chronisch krank, ein hoffnungsloser Fall ...
→ *Ich hatte mal Arthrose, jetzt geht es mir gut und ich werde täglich gesünder und beweglicher ...*
→ *Ich bin der Sieger, mir gelingt alles ...*

Was will ich und warum?

Da sich unser Leben ständig verändert, kommen auch ständig neue Herausforderungen. Manchmal allerdings sind diese Veränderungen zu groß oder zu schwierig, und man weiß nicht mehr weiter. Das Leben ist in irgendeinem Bereich zum Stillstand gekommen. Man fühlt sich unwohl und ist nicht mehr zufrieden. Man möchte etwas verändern oder erreichen, aber weiß nicht wie.

Vorher haben Sie in irgendeiner Weise gelebt und gedacht. Sie sind zum Beispiel regelmäßig zur Arbeit gefahren, waren täglich joggen, sind gelegentlich ins Kino gegangen, hatten Größe 40 und sahen so aus. Jetzt, bedingt durch irgendeine Ursache, ein Problem oder eine Erkenntnis, können oder wollen Sie das nicht mehr so wie früher, Sie sind unzufrieden und fühlen sich nicht gut. Sie wollen sich verändern.

Wenn Sie etwas essen, dann fragen Sie sich: „Will ich aus Kuchen und Teig bestehen, will ich Teig ansetzen?" Wenn Sie bestimmte Gedanken konsumieren, fragen Sie sich auch dann, ob Sie daraus bestehen, ob Sie so sein wollen. Sie bestehen aus Ihren Gedanken, Zielen und Wünschen. Kennen Sie diese überhaupt alle? Welche Wünsche haben Sie? Wenn Sie Ihre Ziele nicht kennen oder definieren, kommen Sie auch nicht voran.

Ich weiß, was ich will! Ich bin fit im Denken!

Übung: Was will ich und warum?

Gehen Sie jetzt noch einmal die letzten Seiten mit den aufgeschriebenen Gefühlen zu Ihren Gedanken über sich selbst durch. Schauen Sie sich noch einmal die Sätze an, die Ihnen gefallen und die Sie beibehalten möchten. Überprüfen Sie genau, warum Sie das möchten. Erkennen Sie, was dahintersteckt: „Was ist positive und gute Energie für mich? Wie fühlt sich das an? Wo und wie nehme ich das wahr?" Fühlen und spüren Sie, wie das für Sie ist oder sein wird.

Ich freue mich über meine schönen Augen,
ich bin stolz auf sie ...
Es ist alles gut ...
Es fühlt sich schon viel besser an, ich bin gesund ...
Ich bin schön und sehe gut aus ...
Ich genieße meine Fitness ...
Ich bin der Sieger, mir gelingt alles ...

Siegen, Freude, Gelingen, Gesundheit, Schönheit, Fitness, Vitalität sind Energien und Eigenschaften, die Sie ab jetzt bewusst erzeugen und ausstrahlen sollten, damit Sie noch mehr davon zurückerhalten und in der Welt fördern. Vor allem die universelle **Liebe** gilt es als Haupteigenschaft immer zu behalten. Die Liebe ist der Schlüssel zu allem Guten. Lieben Sie sich und alles, was Sie tun, fangen Sie auch hier mit sich selbst an.

 **Übung:** Gute Eigenschaften und Energiezustände

Schreiben Sie jetzt bitte alle guten Eigenschaften, Gemütszustände und Begriffe auf, die Ihnen einfallen. Das ist pure Energie. Bitte fangen Sie gleich mit der Übung an und lesen Sie die im Buch aufgeschriebenen Begriffe erst später.

Liebe
Freude
Dankbarkeit
Mitgefühl
Wahrheit
Ehrlichkeit
Aufrichtigkeit
Geduld
Selbstlosigkeit
Gelassenheit
Achtsamkeit
Gesundheit
Schönheit
Freiheit
Grenzenlosigkeit
Harmonie
...

Wiederholen Sie diese Übung täglich. Es sollten jedes Mal mehr gute Dinge sein, die Ihnen einfallen.

Liebe und Dankbarkeit

Die von Ihnen aufgezählten positiven Begriffe sind starke Energien, die viel bewirken können. Solche Kräfte sollten Sie immer mit Ihren Worten und Gedanken verbinden. Wenn es Ihnen gelingt, diese Kräfte in Ihre Wünsche und Ziele einzubringen, werden diese sich schnell erfüllen.

Wenn Sie Ihren heutigen Tag überdenken und ihn grob einteilen: Waren Sie heute schon glücklich und haben sich über etwas gefreut? Natürlich ist keine Lebenssituation vollkommen glücklich oder vollkommen schlecht. Jedes Erlebnis ist immer eine Sammlung von Energien und Meinungen. Allerdings bestimmen Sie selbst, wie Ihre Gefühle dazu sind. Sie können sich über Ihren Geburtstags-kuchen freuen und dankbar sein oder sagen: „Oje, der macht mich aber dick, so etwas Blödes …"

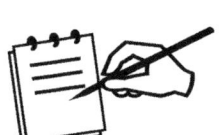 **Übung:** Sich freuen und das Gute sehen

Notieren Sie, worüber Sie sich heute gefreut haben und was Sie traurig gestimmt hat. Verfahren Sie genauso wie bei den vorherigen Übungen. Anschließend versuchen Sie, die negativen Situationen anders zu sehen und umzudenken. Vielleicht finden Sie doch etwas Positives darin und stärken das Gute, damit morgen der Tag noch besser wird.

50

Übung: Göttliche Liebe

Die universelle, göttliche Liebe ist eine Sammlung von allen guten Eigenschaften und Gefühlen. Sie ist der Schlüssel zum Erfolg.

Diese Liebe bedeutet, sich selbst und alle anderen zu lieben ohne Einschränkung und Eigennützigkeit. Wer in der universellen Liebesschwingung ist, kann alles erreichen, sie ist die stärkste Kraft im Universum. Diese Liebe lässt sich nur schwer in Worte fassen, sie erreicht man durch wahre, klare spirituelle Eigenschaften und tägliche Übung in der Praxis.

Nehmen Sie sich jetzt etwas Zeit und fangen mit der Liebe zu Ihren Körperteilen an. Erzeugen Sie Liebe und Dankbarkeit für Ihren Körper, so gut Sie können. Senden Sie Ihre Liebe in die Füße, Finger, Arme und Beine, den Bauch, Rücken, die Knie und so weiter. Ergründen Sie Ihre edelsten Gefühle und schenken Sie sich diese Energie selbst.

Die Liebe kann alles heilen und verändern. Sie sollten sich täglich dafür Zeit nehmen, bis Sie ständig eine liebevolle Schwingung halten können. Suchen Sie sich spirituelle Meister unserer Zeit zum Vorbild. Das ist für die Christen der Papst, für die Buddhisten der Dalai Lama, für die Inder Sathya Sai Baba und so weiter. Lernen Sie von solchen Menschen oder gehen Sie einfach in sich selbst. In sich finden Sie alle Antworten und Wahrheiten. Sie brauchen eigentlich nicht im Außen zu suchen.

Machen Sie ab jetzt jede Übung in „Liebe"!

51

Liebe löst allen Egoismus auf.

Beginnt den Tag mit Liebe.
Füllt den Tag mit Liebe.
Beendet den Tag mit Liebe.
Das ist der Weg zu Gott.

Liebe ist Gott.

Euer Körper ist der Tempel Gottes.

Sathya Sai Baba

Die Sichtweise

Viele Leute sagen von sich, sie seien zu dick, obwohl sie schlank aussehen. Die Frage ist hier: Meinen diese Leute das wirklich, oder wie oft sagen sie genau das Gegenteil? Vielleicht sagen sie zu doppelt so vielen anderen Menschen, dass sie schlank sind und gut aussehen. Vielleicht sagen sie sich auch innerlich dabei, dass es gar nicht stimmt, was sie sagen, dass sie gelogen haben, als sie diese Aussage über sich gemacht haben. Sie sagen zwar dick, aber meinen in Wahrheit schlank.

Kurz oder lang?

Ein Bleistift kann für Sie lang sein, ein anderer betrachtet ihn schon als kurz. Dick oder dünn? Wann fängt der Unterschied an? Wo ist die Grenze? Ab wann ist man dick und ab wann dünn? Die Grenze bestimmen ganz allein Sie.

Viele Menschen lassen auch die Mode oder Medien diese Grenzen bestimmen. Aber gibt es eine allgemein gültige Grenze für alle? Jeder ist so verschieden, lebt anders, isst anders und hat eine ganz andere Arbeit und körperliche und geistige Belastung. Wie kann man da gleiche Grenzen für alle geltend machen? Sie kennen sich am besten und wissen, was für Sie gut ist. Bestimmen Sie Ihre Grenzwerte und verschieben diese Grenze in Ihre gewünschte Richtung:

dünn   Grenze   dick

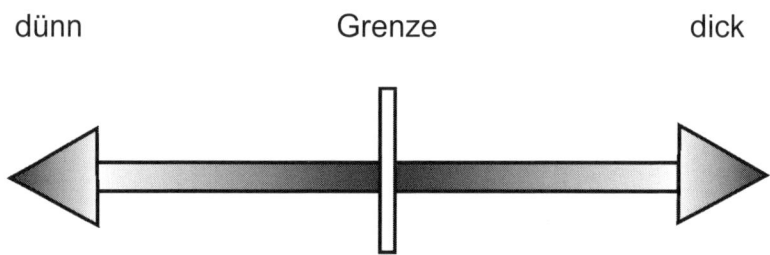

Achten Sie auch auf Ihre Gefühle hinter Ihren Gedanken. Was meinen Sie mit Ihren Gedanken konkret? Welche Empfindungen und Bilder haben Sie dabei? Vor allem stellt sich die Frage, wie es Ihnen dabei geht. Ist die schwarze Katze für Sie ein Glücksbringer oder gehen Sie ihr lieber aus dem Weg. Das hängt ganz von Ihnen ab. Was für Sie „wie" ist, wissen Sie am besten, Sie kennen Ihre Gedankenwelt aus erster Hand. Hinter jedem Gedanken steckt eine ganze Welt!

Wenn Sie jahrelang denselben Gedanken denken, wird er mehr wirken, als wenn Sie kurz etwas Neues denken. Wenn Sie jahrelang denken, Sie seien zu dick, und dann einmal „Ich bin schlank" denken, wird sich das jetzt kaum sichtbar bemerkbar machen.

Es kommt auf die Sichtweise an!

Die Welt hinter den Gedanken

Wie bereits erwähnt, steckt hinter jedem Wort und hinter jedem Gedanken eine ganze Welt. Eine Sammlung von anderen Gedanken, Erlebnissen und Gefühlen. Man könnte es ein Symbol nennen. Es ist eine Sammlung von Energien, von sogenannten Quantenkräften. Diese kann man wiederum als Energiegefühl wahrnehmen. Diese Gefühle sind die Quantenkräfte des Universums, damit können Sie alles erreichen und alles erfahren. Diese Welt ist bei jedem anders, besser gesagt, jeder nimmt sie anders wahr, je nach seiner Erfahrung, seiner Realität und Sichtweise.

Diese Welt, diese Gefühle dahinter müssen Sie immer bedenken und mit ändern bei Ihren Übungen. Diese Welt hinter den Dingen verändert sich auch ständig. Sie kennen das, Sie fragen zehn Leute, die im selben Kinofilm waren, was sie gesehen haben, und jeder erzählt etwas anderes.

Übung: Die Welt hinter den Dingen

Schreiben Sie bitte zehn Dinge auf, die Sie über die „Polizei" denken.

Zu schnell gefahren ...
Achtung, Gefahr, Angst ...
Beschützer, Hilfe in der Not ...

Wiederholen Sie dies mit „Apfel", „Hamburger", „Kranken-wagen", „Schokolade", „schwarze Katze", „Geldsack", „Eis" ... Solange irgendetwas Negatives bei Ihren Worten und Gedanken mitschwingt, werden diese Energien ebenfalls wirken. Die Begriffe, die Sie in Ihrem Alltag benutzen, sollten möglichst frei sein von negativen Assoziationen, also am besten für Sie „gut" oder wenigstens „neutral" sein.

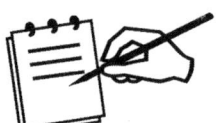 **Übung:** Die Welt hinter den Dingen ändern

Ändern Sie jetzt die Welt hinter den Dingen, indem Sie die Begriffe für Sie in eine ausgewogene Bedeutung bringen, also frei von negativen Emotionen und Verbindungen. Denken Sie: „Das hat ja durchaus sein Gutes und ist in der Situation angebracht" und so weiter. Wenn Sie nichts Gutes finden, sollten Sie solche Ausdrücke nicht mehr verwenden.

Überlegen Sie, was Sie heute alles für Begriffe (Symbole) verwendet haben. Worüber haben Sie sich zuletzt unterhalten, und welche Gedanken haben Sie dabei gedacht? Nicht, was Sie gesagt haben, ist die Frage, sondern: Welche Bilder, Erinnerungen und Verknüpfungen steckten dahinter? War dies ein gesundes Gespräch oder um was ging es in Wirklichkeit? Überlegen Sie, wie Sie sich in Zukunft unterhalten werden. Ohne negative Verbindungen werden Sie Ihr Gegenüber ganz anders verstehen, denn es meint etwas anderes mit dem verwendeten Begriff als Sie. Dies können Sie aber nur erkennen, wenn Sie keine vorgefassten Meinungen im Kopf haben und neutral sind.

Gewohnheit

Wie bei allen Einflüssen auf uns spielen die Menge und die Einwirkungszeit eine große Rolle, so auch bei Gedanken.

Wenn Sie über einen sehr langen Zeitraum etwas tun oder denken, gewöhnt sich Ihr Körper immer mehr daran und verändert sich auch entsprechend. Solche Dauergedanken haben große Kraft und sind auch schwer wieder zu ändern, sei es im Guten oder im Schlechten.

Denken Sie an den Spruch: „Der Hund ist wie sein Herrchen." Die Haustiere werden den Menschen, bei denen sie leben, immer ähnlicher. Man hat Ehepaare beobachtet, die frisch verheiratet sind, und solche, die ihr ganzes Leben lang zusammenleben. Je länger diese Paare zusammen waren, umso ähnlicher sahen sie sich. Genauso bei der Umwelt. Je mehr man sich in einer bestimmten Umgebung aufhält, desto ähnlicher wird man ihr. Man passt sich an. Irgendwann fällt es dann gar nicht mehr auf, dass es so ist. Das ist bei Fließbandarbeit genauso wie bei ständig gleichen Gedanken.

Was Sie gewohnt sind, das wird für Sie real!

Leben Sie in einem Dorf mit nur „schlanken" Menschen, wird das „Schlanke" für Sie normal sein, und jeder dicke Mensch fällt Ihnen sofort auf, ist exotisch und wird als fremd betrachtet. Umgekehrt ist es genauso. Leben Sie in einem Dorf voller „dicker" Menschen, werden Sie einen schlanken Menschen, der Ihr Dorf besucht, als ungewöhnlich betrachten und seine Körperform als nicht normal und unerreichbar ansehen.

Aber das ist nicht so, es ist nur in Ihrem gewohnten Lebensbereich so. Woanders kann es ganz anders oder genau umgekehrt sein. Nur weil Sie etwas noch nie gesehen oder erlebt haben, heißt das nicht, dass es nicht woanders vielleicht normal und selbstverständlich ist.

Was Sie gewöhnt sind, fällt Ihnen leichter, darin sind Sie gut und darin kennen Sie sich am besten aus. Wenn Sie allerdings immer das Gleiche sehen oder tun und das für Sie normal wird und Sie es nicht mehr bemerken, kann es Sie im Falle von schädlichen oder ungesunden Einflüssen auf Dauer krank machen.

Beobachten Sie freundliche, lustige Menschen. Selbst wenn diese Leute mal einen schlechten Tag haben, ihr Gesicht sieht immer noch nett aus. Leute, die immer nur schimpfen und schlechte Laune haben, haben auch das entsprechende Gesicht und die entsprechenden Falten darin, auch wenn sie mal ausnahmsweise lächeln. Also, lieber Lachfalten als Sorgenfalten.

Viele Gewohnheiten werden oft gar nicht mehr bemerkt, weil man sie wie das tägliche Zähneputzen, Rasieren, Autofahren automatisch macht, ohne nachzudenken. Das hat Vorteile und spart Energie. Hat man sich aber Ungesundes angewöhnt, so ist das wie ein kleines Leck im Tank. Man verliert ständig Treibstoff, also Energie, und bemerkt es nicht. Auf Dauer führt so etwas zu chronischen Krankheiten.

Übung: Schlechte Gewohnheiten

Finden Sie heraus, an was Sie sich gewöhnt haben und was Ihre Angewohnheiten sind!

Schreiben Sie hier alle Ihre Angewohnheiten und die Dinge, die Sie in Ihrer Umgebung gewöhnt sind, auf, die Sie für sich als schlecht oder krank machend definieren.

Autoabgase...
Kunstlicht...
Stöhnen ...
Kartoffelchips beim Fernsehen ...
Abends eine Flasche Bier ...
Schimpfen über andere Autofahrer ...
Drei Brötchen mit Leberwurst zum Frühstück ...
Nicht pünktlich sein ...
Aufstehen und Fernseher einschalten ...
Mit meinen Krankheiten angeben ...
Kaffee trinken ...
Rauchen ...
Den Aufzug nehmen ...
In der Kantine essen ...
Erst mal das Schlimmste denken, was passieren könnte ...
...

Ich gewöhne mich daran,
dass alles bei mir prima klappt!

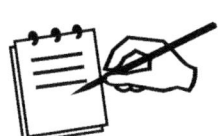

Übung: Gute Angewohnheiten

Schreiben Sie hier alle Angewohnheiten von sich selbst oder Dinge, die Sie in Ihrer Umgebung gewöhnt sind, auf, die Sie für sich als sehr gut und förderlich eingestuft haben.

Täglicher Spaziergang ...
Freundlich grüßen ...
Vogelgezwitscher ...
Duschen ...
Treppen statt Aufzug nehmen ...
Im Garten arbeiten ...
Schwimmkurs ...
...

Übung: Sich von schlechten Gewohnheiten trennen

Verfahren Sie hier genauso wie bei den bisherigen Übungen. Löschen und streichen Sie schlechte Angewohnheiten vom Blatt und damit aus sich selbst. Ändern Sie Ihre Gedanken und formulieren Ihre negativen Gewohnheiten in gute Taten um. Jedes Mal, wenn Ihnen in Zukunft eine unerwünschte Gewohnheit auffällt, ändern Sie diese sofort und denken um.

Viel Erfolg!

Achte auf deine Gedanken,
denn sie werden deine Worte,
achte auf deine Worte,
denn sie werden deine Handlungen,
achte auf deine Handlungen,
denn sie werden dein Charakter,
achte auf deinen Charakter,
denn er wird dein Schicksal.

Heilerschule Hübner & Elkunoviz
aus dem Talmud

Warten auf Besserung

Das Warten ist auch eine Gewohnheitshandlung. Warten auf die Veränderung, warten aufs Abnehmen, warten auf Gesundheit, warten, warten, warten ...

Wer wartet, hat schon verloren!

„Der Weg ist das Ziel", wie der 14. Dalai Lama gerne sagt. Das haben Sie ja jetzt schon oft gehört, und auch ich kann das gar nicht oft genug sagen. Übrigens wiederhole ich gerne wichtige Dinge, wie in der Werbung, damit sie auch richtig im Bewusstsein verankert werden. Eine Art von Gedanken-training ist wirklich das Wiederholen und Auswendiglernen. Wie in der Schule, irgendwann sitzt es.

Also, gehen Sie sofort los, fangen Sie an, tun Sie etwas, dann haben Sie schon gewonnen und Ihr Ziel erreicht.

Krankheit, Schmerzen, Übergewicht?

Der erste Gedanke, den man in einer solchen Situation hat, ist: „Wie lange dauert das, wann ist es vorbei?"

Wenn man im Krankenhaus liegt, wartet man auf den Tag, an dem man entlassen wird. Man wartet immer, bis man gesund ist oder die Lebensumstände sich verbessert haben. Man wartet auf den Tag X.

Einige warten sogar nur noch auf das endgültige Ende und denken, es hätte sowieso keinen Zweck mehr. Viele Menschen finden sich schnell mit einer Situation oder auch einer Diagnose ab, weil das ja keine Anstrengung erfordert. Solchen Leuten kann ich sagen, wenn das wirklich das Ende sein sollte, dann wäre es schon da und sie würden dieses Buch nicht lesen. Sie halten dieses Buch nicht ohne Grund in den Händen und lesen diese Zeilen nicht zufällig. Also ist noch alles möglich.

Nutzen Sie das, tun Sie etwas. Sie können immer etwas machen, um Ihre Situation zu verbessern. Alleine schon die Gedanken zu ändern und Hoffnung zu schöpfen ist ein Weg.

Was wünschen Sie sich jetzt?
Wofür lohnt es sich zu leben?
Denken Sie nach.

In einer Situation, in der Sie denken, es gehe nicht mehr weiter, das sei das Ende, haben Sie einen Vorteil: Es kann nur noch besser werden. Wenn Sie irgendwie denken, es könnte doch noch schlimmer kommen, sind Sie noch nicht in einer solch schlimmen Lage und es geht Ihnen doch noch ganz gut.

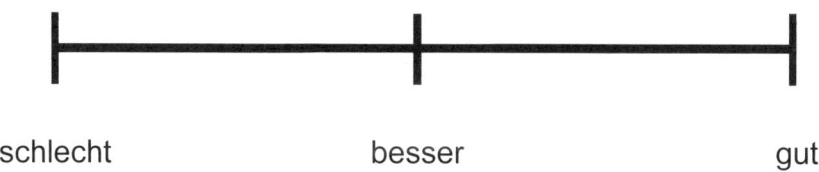

schlecht   besser   gut

Gehen Sie in die entsprechende Richtung, ein wirklich absolutes Ende gibt es auf keiner Seite.

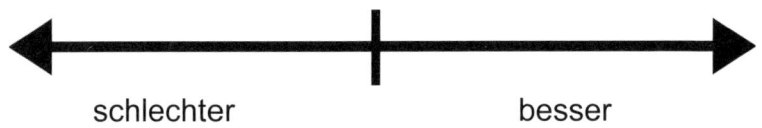

schlechter   besser

Bestimmen Sie Ihre Richtung. Schwerer oder leichter ist keine von beiden Seiten. Denken Sie daran: Sie müssen zufrieden sein, Ihnen muss es besser gehen. Gesundheit, Glück, Zufriedenheit, das sind Ihre Richtungen. Niemandem hilft es, Ihnen nicht und Ihrer Familie und Ihren Freunden auch nicht, wenn Sie in eine andere Richtung gehen. Das wissen Sie auch, also los …

 **Übung:** Auf was warte ich alles?

Ich warte darauf, dass die Schmerzen verschwinden …
Ich warte auf den Lottogewinn …
Ich warte darauf, dass die Tablette wirkt …
Ich warte, dass man dies und jenes für mich tut …
Ich warte auf die Handwerker …
Ich warte auf den Arzt …
…

Übung: Was kann ich selbst dafür tun?

Schreiben Sie jetzt auf, was Sie selbst zur Erfüllung dieser Warte-Wünsche tun können.

Ich kann meine Gedanken zu meinem Problem ändern ...
Ich finde schlechte Gewohnheiten ...
Ich kann meine Ernährung umstellen ...
Ich kann mehr Sport machen ...
Ich kann mir ein Handbuch besorgen und es selbst lösen
...

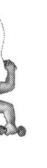

Übung: Was kann ich sofort machen?

Überlegen Sie, was Sie jetzt sofort für Ihre Ziele tun können. Sie werden etwas finden!

Ich denke jetzt 1000-mal: „Mir geht es besser" ...
Ich mache jetzt 20 Kniebeugen ...
Ich hole mir etwas Wasser zu trinken ...
Ich werfe alle ungesunden Lebensmittel in meinem Haus jetzt sofort in den Müll ...
Ich schreibe jetzt einen netten Brief an die Person, die mich geärgert hat ...
...

Legen Sie nun das Buch zur Seite und fangen Sie an, diese Punkte zu erfüllen. Tun Sie, was Sie tun können. So trainieren Sie auch Ihre Willensstärke.

Unerfüllte Wünsche, Pläne und Ziele belasten Ihr Energiesystem. Davon sollte man nicht allzu viele haben. Vor allem auch immer etwas dafür tun, damit kein schlechtes Gewissen aufkommt oder man unerfüllte Dinge mit sich herumschleppt. Diese Pläne stauen sich energetisch, wie das Wasser einer Schleuse. Sie werden sich bald wirklich im wahrsten Sinne des Wortes dahinschleppen. Sie sind durch zu viele Ziele und Pläne, für die nichts getan wird, blockiert.

Wenn Menschen zu viel im Kopf haben und dies nicht erledigen können, wachen sie nachts auf und beschweren sich, dass sie nicht gut geschlafen haben. Es wäre für solche Leute besser, sie würden dann nachts, wenn sie wach werden, gleich aufstehen und etwas tun, anstatt sich zu beschweren und wieder tatenlos hinzulegen.

Nein, nicht weiterlesen, los geht es!
Sofort!

Trägheit und Faulheit
werden euch unbarmherzig zu Boden ziehen.
Darum müsst ihr immer wachsam und aktiv sein.
Sathya Sai Baba

Etwas tun

„Ja", werden Sie sagen, „ich kann jetzt etwas tun, aber was ist das schon, das nützt nicht viel, das ist zu wenig. Das ist wie ein Tropfen auf einen heißen Stein. Ich komme nicht vorwärts, ich sehe keinen Erfolg." Ja, aber dies kann gerade der Tropfen sein, der noch gefehlt hat, um das Wasser zum Fließen zu bringen. Für Sie, in Ihrer Lebenssituation tun sie jetzt ihr Maximum. Sie tun alles, was Sie zur Verbesserung beitragen können. Sie geben Ihr Bestes, und das ist auf jeden Fall genug. Da gibt es einen schönen Spruch: „Ein Halbliter-Krug fasst keinen Liter, und wenn er seinen halben Liter schafft, hat er seine Aufgabe erfüllt."

Allerdings sollte man manchmal den Kopf einschalten, bevor man etwas tut. Oft kann man mit einer guten Technik oder vorheriger Überlegung ein Problem viel schneller und besser lösen, als wenn man sofort planlos loslegt. Denken Sie nur einmal an die Karate- und Judo-Sportler – bei denen kann ein kleines Kind einen ganz großen Mann auf die Matte zwingen. Diese Regel kann man für alle Lebensbereiche anwenden. Also überlegen Sie, wenn Ihnen eine Situation zu schwierig oder unlösbar erscheint, auch diese können Sie meistern. Vergleichen Sie nichts mit früher, dies waren andere Zeiten und andere Mittel. Jetzt sind Sie weiter voran in Ihrer Entwicklung und können viel mehr viel schneller erreichen als früher. Loben Sie sich für Ihr Tun.

Jeder Schritt ist wichtiger als 1000 gute Vorsätze.

Eine kleine Geschichte

Zwei Nicht-Sportler, die in ihrem Leben noch nie gejoggt sind und absolut keine Ahnung davon haben, es noch nie gesehen haben, wollen auf einmal 10.000 Meter laufen.

Der eine wird sagen: „Das geht nicht, ich habe so etwas noch nie gemacht, das gibt es nicht, dass mein Körper so etwas kann. Ich bin eben so gebaut. Ich bin ein schwacher Mensch und eben kein Profi oder Könner. Wieso soll sich mein Körper überhaupt verändern?" Er sagt sich, er gehe lieber nur einen Schritt und mache dann eine Pause und spare sich die Kraft für die nächsten Schritte. Oder er hebt sich die restlichen Schritte für die Zukunft auf, weil er denkt, irgendwann keine Schritte mehr übrig zu haben, wenn er jetzt so viele verbraucht.

Der zweite Nicht-Sportler weiß, dass sich alles verändern kann, auch sein Körper. Dass sich täglich Millionen Zellen auf- und abbauen und sein Körper sich seinen Wünschen anpasst. Dass er so ist, weil er bis jetzt nicht joggen wollte oder es nicht gekannt hat. Wenn er jetzt auf einmal joggen will, weiß er, dass sich seine Muskeln und Zellen aufbauen werden und er durch mehr Training immer mehr Kraft bekommen wird. Dass es am Anfang Geduld und Ausdauer braucht und es nicht sofort perfekt wird, aber es mit kontinuierlichem Üben immer besser wird. Dass es durch mehr Schritte immer mehr Schritte werden. Je mehr er läuft, desto besser kann er in Zukunft laufen. Er weiß, dass auch Spitzensportler mal klein angefangen haben. Er wird anfangen, vorsichtig loszulaufen, und er wird wissen, dass es immer besser geht und sein Körper sich verändert und anpasst. Irgendwann ist er dann auch ein Sportler, und andere blicken zu ihm auf und denken vielleicht: „So wie er ist, so werde ich nie sein."

Wenn jemand nur das Fahrrad als Fortbewegungsmittel kennt, wird er vielleicht denken, dass er schon mit Höchstgeschwindigkeit fährt und mehr nicht geht. Dann bekommt er das Auto gezeigt und erreicht viel schneller und bequemer sein Ziel, falls er damit umzugehen lernt.

Jeder Gedanke, jeder Schritt, jede Übung in die richtige Richtung bringt Sie vorwärts, auch wenn Sie am Anfang einen für Sie riesigen und scheinbar unüberwindlichen Berg vor sich haben.

Wenn Sie Ihre Ziele fest vor Augen haben, werden sich Ihre Handlungen und Gedanken entsprechend ausrichten.

Erfolg hat nur, wer etwas tut,
während er auf den Erfolg wartet.
Thomas Alva Edison

Tag X

Wieder zurück zum Tag X und zu den Fragen: „Wann komme ich aus der Situation heraus? Wann habe ich es geschafft?"

Bei diesem vielen Warten vergisst man oft, dass man jetzt lebt und sich jetzt um sein Leben kümmern muss, egal, was morgen passiert. Das ständige Warten auf irgendeinen Tag X wird zur Gewohnheit. Wenn Sie jeden Tag denken, bald ist es so weit, morgen ist es so weit, dann werden Sie, wenn es endlich so weit ist, wenn der Tag X eigentlich da ist, immer noch denken, erst am nächsten Tag wäre es so weit – und der Tag X wird nie für Sie kommen.

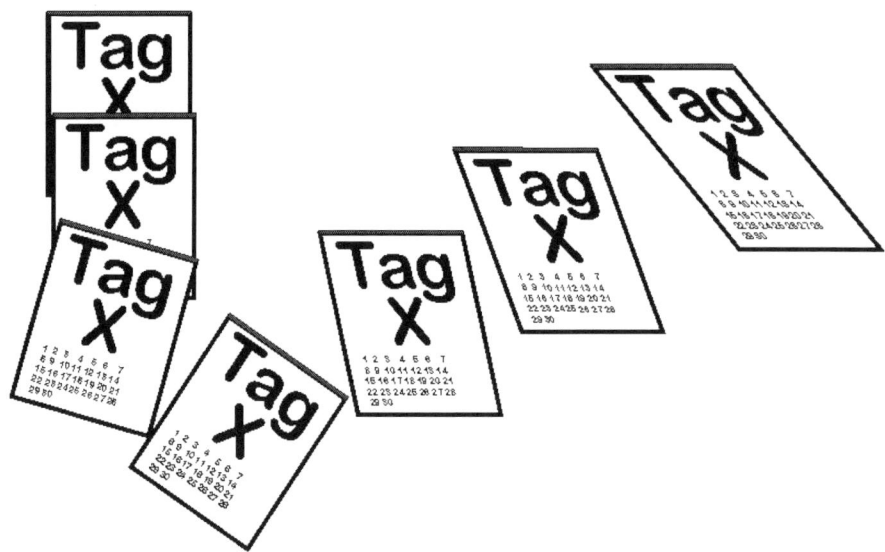

Natürlich sollten Sie sich Ihren Tag X ganz genau vorstellen und planen, diesen gibt es nämlich wirklich, und er kommt schneller, als Sie denken, vielleicht ist er sogar schon da, und Sie haben es nur nicht bemerkt.

Je genauer Ihre Vorstellung von Ihrem Tag X und Ihren Wünschen ist, je schneller und besser können Ihre Wünsche in Ihr Leben eintreten. Ihre Gedanken bestimmen Ihre Welt. Mit Ihren Vorstellungen und Wünschen ziehen Sie das im Leben an, was Sie brauchen, oder besser gesagt, Sie bemerken und erfahren das, was Sie denken und glauben.

Wenn Sie in ein Lokal gehen und dem Kellner nicht sagen, was Sie zu essen haben möchten, wird er Ihnen auch nichts bringen. Wenn Sie sagen, dass Sie etwas zu essen haben möchten, dann werden Sie auch etwas zu essen bekommen, allerdings vielleicht etwas, was Ihnen gar nicht schmeckt. Also: Je präziser Ihre Bestellung ist, je besser und genauer wird das eintreffen, was Sie sich gewünscht haben. Auch hierbei gilt es allerdings zu beachten, dass Sie Ihr Lokal nicht überfordern. Wenn Sie bei einem Chinesen eine Pizza bestellen, werden Sie vielleicht sogar eine bekommen, aber ob das dann wirklich eine richtige Pizza ist? Gut, Sie können sagen, Geld spielt keine Rolle und lassen sich eine Pizza aus Italien einfliegen, aber der Aufwand und die Anstrengung sind sehr groß. Bis die Pizza da ist, müssen Sie vielleicht zwei Tage warten, und sie ist dann nur noch aufgewärmt. Brauchen Sie dann überhaupt noch eine Pizza, oder kommt sie vielleicht zu spät? Bei zu hohen Anforderungen an sich oder auch an Ihre Umwelt können Sie sich und andere überfordern und genau das Gegenteil erreichen.

Es gibt immer etwas, was Sie zu Ihrem Ziel bringt. Wenn gerade kein Zug fährt, schauen Sie sich nach dem Bus um oder nehmen die Straßenbahn. Es gibt immer neue Möglichkeiten. Es gibt auch immer etwas Besseres, Leichteres oder Einfacheres. Schauen Sie sich um.

Ihr Körper tut, was Sie wollen. Er arbeitet 24 Stunden für Sie, helfen Sie ihm, sagen Sie ihm, was er tun soll, unterstützen Sie ihn (sich), indem Sie ihm das geben, was er braucht. Ihr Körper kann mehr, als Sie vielleicht denken. Alle sieben Jahre wird er von seinen Körperzellen her komplett erneuert. Einige Zellen leben nur Minuten und sind dann schon ersetzt. Sie bestimmen, was als Nächstes produziert wird.

Konzentrieren Sie sich auf das, was Sie haben möchten, nicht auf das, was Sie nicht möchten. Wenn Sie sich nur mit schwarzen Spinnen an der Decke beschäftigen, werden Sie auch immer nur noch schwarze Spinnen sehen. Sie werden Experte für schwarze Spinnen. Dabei werden Sie dann immer mehr die Schmetterlinge an der Wand übersehen. Sie haben gar keine Zeit mehr für Schmetterlinge, kein Interesse mehr für sie, und irgendwann denken Sie vielleicht, dass Schmetterlinge ausgestorben sind. Sehen Sie zu viele schlechte Nachrichten im Fernsehen, gewöhnen Sie sich daran, dass die Welt schlecht ist. Ein noch besseres Beispiel ist die Werbung. Je mehr ein Produkt bekannt ist, desto beliebter ist es und wird von allen Leuten gekauft. Dabei ist die Qualität nicht so wichtig, Hauptsache, man hat es.

Wenn Sie jetzt in Ihrer Umwelt keine Lösung für Ihre Probleme oder Situationen finden, suchen Sie weiter. Finden

Sie die Leute, die so etwas geschafft haben, die Dinge, die Ihnen helfen können, denn die gibt es auf jeden Fall. Je mehr Sie sich mit Gesundheit und Besserung beschäftigen, desto mehr treten diese Bereiche in Ihr Leben. Wenn Sie jemanden nach der Uhrzeit fragen, sagt er Ihnen ja auch nicht, wo er wohnt.

Leben ist Bewegung, Veränderung. Zum Leben brauchen Sie Ziele, zu denen Sie sich hinbewegen können, die Ihnen Kraft und Hoffnung geben. Je unterschiedlicher und besser verteilt Ihre Lebensziele sind, je besser. Wenn Sie sich nur an eine Sache klammern, verausgaben Sie sich schnell, und wenn das Ziel erreicht ist oder es hoffnungslos erscheint, haben Sie nichts mehr übrig, Sie sind ziellos, lebensmüde und fragen sich, für was denn das alles noch sein soll.

Stellen Sie sich Ihre Wünsche ganz genau vor, aber klammern Sie sich nicht daran, seien Sie offen für andere Dinge. Schreiben Sie zum Beispiel Ihren Tag X auf, wie er aussehen soll. Was wünschen Sie sich? Versuchen Sie dabei, so global wie möglich zu beschreiben. Wenn Sie denken: „Ich bekomme sehr viel Geld und Unterstützung von überall her", werden Sie mehr Erfolg damit haben, als wenn Sie denken: „Ich möchte morgen im Lotto gewinnen." Genauso ist es mit der Gesundheit. Wenn Sie sagen: „Genau dieser Pickel muss unbedingt weg", wird das zwar auch gehen, aber viel mehr Mühe bereiten, als wenn Sie denken: „Meine Haut wird immer glatter und reiner, immer gesünder, Regeneration und Entgiftung meiner Haut schreiten immer weiter voran, mein ganzer Körper wird immer stärker und gesünder."

Fragen Sie genau nach, wenn Sie etwas als Ziel, als richtig für sich definieren. Warum wollen Sie es überhaupt so? Zählen Sie auf. Überprüfen Sie Ihre tieferen Gründe und Motivationen. Welche Ziele können Sie sofort umsetzen? Was tun Sie bei anderen Zielen, bis es so weit ist, was tun Sie danach? Beschreiben Sie den Weg und wie es weitergehen soll. Planen Sie so, dass es für Sie gut und stimmig ist und dass Sie es auch wirklich erreichen können. Überlegen Sie, was Sie noch tun können. Viele Wege führen nach Rom, suchen Sie sich auch mehrere aus.

 **Übung:** Meine Wünsche

Schreiben Sie hier Ihre aktuellen Wünsche und Lebensziele für sich auf:

Gesund sein ...
Schlank sein ...
Vital sein ...
Glücklich sein ...
Eine glückliche und gesunde Familie ...
Frieden in der Welt ...
Erfolg im Beruf ...
Harmonisches Leben ...
Langes Leben ...
Mitgefühl und Liebe für alle Wesen empfinden ...
...

Wortwahl

Etwas schwieriger ist die Formulierung der Ziele und Wünsche. Wenn Sie in China mit einem Chinesen sprechen, müssen Sie auch seine Sprache benutzen, sonst wird die Verständigung schwierig. Lernen Sie daher die Sprache Ihres Körpers. Achten Sie auf Ihre Gefühle und spüren Sie, was Ihr Körper Ihnen mitteilen will. Genauso wie Ihr Körper mit Ihnen spricht, so können Sie – mit etwas Übung – mit Ihrem Körper reden. Sie tun es bereits. Wie sagt Ihnen Ihre Blase, dass sie sich entleeren möchte, und was tun Sie dann, wenn Sie so weit sind? Welche Befehle geben Sie an Ihren Körper?

Diese Steuerung und Körperbeherrschung können Sie durch Training noch verbessern und auf andere Körperfunktionen ausweiten. Sie tun alles sowieso schon mehr oder weniger bewusst.

Allerdings versteht Ihr Körper Ihre Sprache sehr gut und sehr direkt. Alles, was Sie über sich sagen oder denken, unterstützt Ihr Körper sofort, und er wird sich augenblicklich entsprechend verändern. Wie weit er das kann, das hängt noch von anderen Faktoren ab.

Wenn Sie zu sich sagen, Sie seien ein Millionär oder ein Model, obwohl Sie es aus Ihrer Sicht in dem Moment gar nicht sind, dann werden Sie eine spürbare Gegenwehr von sich selbst erfahren. Sie werden innerlich denken, dass es gelogen ist und nicht stimmt, und große Zweifel haben. Sie sind dann mit sich selbst im Zwiespalt.

Wenn Sie immer nur nach Norden gegangen sind und sich plötzlich um 180 Grad umdrehen, werden Sie den Widerstand der Trägheit spüren. Bei einem plötzlichen Bremsmanöver im Auto oder im Flugzeug, wenn es startet, spüren Sie diese Fliehkraft. Bei Denkmustern ist es ähnlich, hier nennt man es die Gewohnheit. Ihre Gewohnheit oder Ihre anderen Gedanken und Handlungen in der Vergangenheit, die Sie jetzt ändern möchten, müssen Sie etwas austricksen.

Zuerst müssen Sie immer ehrlich mit sich sein, da Ihr Körper auf alles sofort reagiert. Jeder Gedanke, jede Kleinigkeit wirkt. Worte und Gedanken dahinter wirken. Sagen Sie aber „Grün", kommt auch „Grün". Ihr Körper wird jedoch nicht unbedingt verstehen, wenn Sie „Grün" sagen, aber „Rot" meinen. Ihr Körper versteht Sie sehr direkt, Ihre wirklichen Gedanken und Meinungen. Es ist ähnlich wie bei kleinen Kindern. Kleine Kinder weinen sofort, wenn man sie etwas neckt oder aus Spaß ärgert, weil sie noch nicht dahinterblicken, dass es nicht so ernst gemeint ist und nur ein Spaß war. Sie sind sehr direkt und können die wahren Absichten und Gedanken nicht hinter diesen „falschen" Worten heraushören. Je klarer und eindeutiger alles ist, je besser.

Dann spielt noch der Zeitraum bei der Wortwahl eine Rolle. Wenn Sie ständig denken: „Bald, in Zukunft, später, da werde ich schlank sein, dann wird es mir gut gehen", wird es nie passieren. Ihr Wunsch liegt in der Zukunft. Kurz oder lang, bald, später. Wann fangen diese Begriffe an. Ihre Ziele werden mit solchen Formulierungen immer in der Zukunft und somit in der Ferne bleiben. Vermeiden Sie solche Begriffe.

Auch müssen Sie mit jeder Körperzelle überzeugt davon sein. Wenn ich Sie frage, ob Sie Ihre Traumfigur haben, und Sie antworten mit Ja, dann spüren Sie, wenn Sie nicht wirklich dieser Meinung sind, eine kleine Lüge oder Unsicherheit. Wenn ich Sie nach Ihrem Namen frage, dann werden Sie ihn sofort mit voller Sicherheit aufsagen können. Wenn Sie positive Worte, Sätze, Gebete oder Wünsche für sich formulieren, achten Sie darauf, dass es für Sie so glaubwürdig und stimmig wie nur möglich ist. Versuchen Sie dieses Gefühl von Wirklichkeit und Sicherheit ständig zu verstärken.

Weil es von entscheidender Bedeutung ist, fasse ich es noch einmal zusammen: Ihre Gedanken oder Aussagen über sich müssen so sicher und glaubwürdig für Sie sein wie nur irgend möglich, sie müssen ehrlich und direkt Ihren neuen Wünschen und Zielen entsprechen und so weit wie möglich im Hier und Jetzt liegen und aktuell sein.

Versuchen Sie diese Faktoren bei der Formulierung Ihrer neuen Gedanken so weit wie möglich zu berücksichtigen. Formulieren Sie am Anfang Ihre Wünsche so global und breit gestreut wie möglich, also lieber nicht so konkret. Dadurch kommen Sie etwas langsamer zum Ziel, aber sicher. Oft ist das gewünschte Ziel gar nicht das wirklich notwendige zum übergeordneten Lebensziel und durch eine breite Formulierung kann man weniger falsch machen und kommt dann schneller zum Ziel.

Das klingt vielleicht komplizierter, als es ist. Ich will es mal anders erklären: Es gab einmal eine schwer kranke Frau, die ich behandelt habe. Im Gegensatz zu ihrer Familie glaubte sie nicht an Geistheilung. Ihre Kinder und Schwestern, die ebenfalls zur Behandlung kamen, hatten sie einfach mitgenommen. Diese ältere Dame glaubte schon lange nicht mehr an ihre Heilung und hatte sich mit ihrem Zustand abgefunden. Nach der Behandlung fragte ich sie, wie es ihr geht. „Mir hat vorher mein Zeh wehgetan, und jetzt tut er noch immer weh", klagte sie. „Es hat mir nicht geholfen, die Behandlung hat mir nichts gebracht." Darauf fragte ich sie, was denn der restliche Körper mache. Wie es dem steifen Arm gehe, dem üblen Magen, dem kaputten Knie und ob es im Rücken noch wehtue. Sie schaute mich ganz entgeistert an und begann sich zu bewegen und auszuprobieren. „Ja, das gibt es ja gar nicht", freute sie sich. „Ich kann mein Knie wieder durchstrecken, den Arm wieder hochheben und im Rücken und im Bauch merke ich auch nichts mehr." Sie konnte es kaum glauben und sprang noch einige Zeit vor Freude herum.

Sie hatte sich nur auf ihren Zeh konzentriert, der durch das kaputte Knie und das andauernde Hinken fehlbelastet wurde, und war enttäuscht. Sie setzte ihre Ziele zu konkret. Allerdings hatte ich mich bei der Behandlung nicht auf den schmerzenden Zeh konzentriert, sondern auf den ganzen Menschen und damit viel mehr erreicht. Denn nun, nachdem sie nicht mehr hinkte und sich nicht mehr vor Rückenschmerzen krümmte und ihren Fuß richtig abrollte, hörte auch der Zeh zu schmerzen auf.

Die richtigen Worte bringen den Unterschied!

Beispiele zur gesunden Formulierung:

- *Mir geht es immer besser ...*
- *Von überall her bekomme ich Geschenke ...*
- *Mein Einkommen steigt ständig ...*
- *Mein Körper verändert sich immer nach meinen Wünschen ...*

Vermeiden Sie dabei Wörter wie „nicht" oder „kein", sogenannte Negierungen. Wenn Sie „Ich bin nicht dick" sagen, dann bleibt das Wort „dick" in den Gedanken erhalten und wird durch weiteres Denken an das Wort sogar noch verstärkt. Worte und Wörter sind Symbole mit bestimmten Gedanken und Bildern dahinter. Wenn Sie ein anderes Wort dazu sagen, wird es die oberflächliche Symbolik vielleicht verändern, aber das Grundwort bleibt mit seiner Bedeutung und Energieschwingung gleich. Wenn Sie sagen, dass Sie keine Schmerzen haben, ist „Schmerz" immer noch Teil Ihres Satzes, und Sie erinnern sich jedes Mal an den Schmerz und verstärken ihn auf diese Weise. Außerdem werden bei längerem Denken oder Reden Teile des Satzes und deren Bedeutung verschluckt, das Ganze wird monoton, und im Gedächtnis bleibt nur noch das Hauptwort „Schmerz" oder im anderen Fall „dick" zurück.

Ihre Lebensziele und Wünsche für die Zukunft haben Sie schon benannt. Jetzt müssen Sie diese nur noch mehr in ihr „Jetzt" bringen und richtig formulieren. Fangen Sie mit Ihren Gedanken über sich selbst an.

Gesundheit

Haben Sie sich eigentlich schon mal Gedanken gemacht, was für Sie Gesundheit oder auch ein gesundes Aussehen überhaupt bedeutet? Wenn ich Sie danach frage, wie Ihre Krankheiten aussehen, dann werden Sie mir jede Einzelheit ganz genau beschreiben. Aber wie ist es mit „Gesundheiten", wie genau können Sie mir Ihre „Gesundheiten" beschreiben?

Viele Menschen hören so viel über Krankheiten, dass sie irgendwann gar nicht mehr wissen, was eigentlich Gesundheit bedeutet. Oder sie glauben gar nicht mehr, dass es Gesundheit überhaupt noch gibt. Es ist in unserer Gesellschaft längst zur Gewohnheit geworden, nur über Krankheiten, Unfälle, Morde, Attentate und dergleichen Negatives zu berichten. Ständig liest, hört und sieht man alles darüber. Über das Gegenteil, Gesundheit, Gelingen, Erfolg und Hilfe und ähnlich Positives, hört man nur wenig. Wie sollen unsere Kinder denn eine Auswahl haben, wenn sie fast nur noch die eine Seite der Medaille kennenlernen.

Wenn Sie nicht wissen, was Gesundheit und Leben für Sie bedeutet, wie können Sie da gesund werden?

Laut Weltgesundheitsorganisation ist Gesundheit ein völliges seelisches, geistiges und körperliches Wohlbefinden. Seine Gesundheit bestimmt jeder selbst. Sind Sie krank, wenn Sie einen Schnupfen haben oder wenn Sie nur 100 Kniebeugen schaffen? Nur Sie können das sagen. Sie entscheiden es!

Übung: Was denke ich Gesundes über mich?

Schreiben Sie so schnell und so viel wie möglich an Gesundem über sich auf:

Ich bin ...
Ich habe ...
Ich kann ...
...

Unterstützen und vermehren Sie Ihre „gesunden" Punkte täglich.

Übung: Was denke ich Krankes über mich?

Notieren Sie bitte alles, was Sie Krankes über sich denken:

Ich bin dick ...
Ich bin krank ...
Ich bin faul ...
...

 # Übung: Negative Zustände verändern

Schreiben Sie Ihre bisherigen Gedanken und Aussagen über sich auf, die Ihnen nicht gefallen und die Sie ändern möchten:

Ich bin dick ...
Ich bin krank ...
Ich bin faul ...

...

Ersetzen Sie jetzt Ihre Aussagen über sich, die Sie verändern möchten, durch Sätze mit einer für Sie positiv besetzten Formulierung:

Meine Körperform verändert sich immer mehr nach meinen Wünschen.
Täglich sehe ich besser aus.
Meine Kraft und Vitalität nehmen ständig zu. Motivation und Aufmerksamkeit für meine Gesundheit werden besser.
Ich werde immer gesünder.
Es fällt mir immer leichter, das Richtige für mich zu tun.
Ich bin aktiv.
...

Unterstützen Sie also nicht länger krank machende Gedanken. Statt „Mein Fuß ist krank" können Sie denken: „Meinem Fuß geht es schon viel besser, mein Fuß regeneriert sich im Augenblick, die Heilung schreitet voran."

Wenn in einem Kreislauf ein Teil der Kette schwach ist und Sie konzentrieren sich nur darauf, dieses Teil zu unterstützen, werden die anderen Teile der Kette vernachlässigt und der Nachschub bricht zusammen. Wie bei einem Leistungssportler, der zu einseitig trainiert. Irgendwann brechen die vernachlässigten Teile zusammen. Das Gleichgewicht ist wichtig. Selbst wenn der Sportler eine Verletzung hat, wird er nicht nur dieses Teil trainieren, sondern auch die anderen Körperteile mit, so gut es eben geht, denn er will ja möglichst bald wieder in Topform sein. Was nützt es, wenn Sie nur Ihren kranken Fuß trainieren und den Rest des Körpers vergessen? Also tun Sie nicht nur etwas gegen die Probleme, sondern auch noch etwas für andere Dinge. Allerdings ist die gesamte Kette nur so stark, wie ihr schwächstes Glied, auf das Sie jetzt Rücksicht nehmen sollten.

Nun folgen ähnliche Übungen zum Training. Ich gehe davon aus, dass Sie dieses Buch nicht an einem Tag lesen und somit auch nicht alle Übungen auf einmal durchführen. Gut wäre es, wenn Sie sich regelmäßig Zeit nehmen und ein bis zwei Übungen am Tag durchführen. Die Regelmäßigkeit baut eine Energiewelle auf, die Sie genauso wie eine Gewohnheit auch dann weiterträgt, wenn Sie mal keine Zeit haben oder nicht können. Es ist wie beim Körpertraining: Je öfter Sie üben und je mehr, desto stärker und besser werden Sie.

# Übung: Was denken Sie über sich?

Nehmen Sie sich etwas zum Schreiben und eine Stoppuhr.

Schreiben Sie nun in drei Minuten alles auf, was Ihnen über sich und Ihre Gesundheit einfällt. Treffen Sie Aussagen über Ihren Körper, Ihr Aussehen und Ihre Fähigkeiten.

So viel und so schnell wie möglich. Je mehr, desto besser.

Los geht es!

Anschließend gehen Sie die einzelnen Punkte durch. Zählen Sie, wie viele Aussagen Ihnen eingefallen sind. Kreuzen Sie die Punkte an, die Ihnen gefallen haben.

Wiederholen Sie diese Übung ab und zu einmal und beobachten das Verhältnis von „in Ordnung" und „noch nicht in Ordnung". Ihre Aussagen sollten ständig mehr den eigenen Wünschen entsprechen. Irgendwann sollten gar keine Punkte mehr von „nicht in Ordnung" auf Ihrer Liste stehen. Die Zahl Ihrer in drei Minuten über sich getroffenen Aussagen sollte ständig steigen. Die Anzahl zeigt, wie sicher Sie sich Ihrer Meinung sind. Wenn Sie lange überlegen müssen, stimmt es meistens nicht.

Die Punkte „noch nicht in Ordnung" sind Gedanken, die Sie ändern müssen, um Ihre Ziele und Wünsche zu erreichen.

Übung: Gedanken korrigieren

Fangen Sie mit der Drei-Minuten-Liste und den unerwünschten Aussagen an. Später ersetzen Sie so einen unerwünschten Gedanken, der Ihnen in den Sinn kommen will, sofort mit einer neuen, besseren Formulierung. Anfangs wird das vielleicht etwas aufwendig und mühsam, aber wenn Ihr Programm einmal läuft, geht es bald von alleine und Sie merken es nicht einmal mehr. Es wird Ihnen nur auffallen, dass Sie so denken, wie Sie wollen.

Zunächst, weil der neue Gedanke noch nicht so tief in Ihnen verankert ist, ersetzen Sie den unerwünschten Gedanken dreimal durch den neuen. Das heißt, für einen „schlechten" Gedanken denken oder sagen Sie drei „gute". Am Anfang ruhig vor sich her sagen, später dann einfach denken, und noch eine Weile später ist es dann einfach so. Wichtig sind das Gefühl und der Ernst hinter diesen Worten. Wenn Sie einen Satz nur so daherreden und nicht ernsthaft und so echt wie möglich meinen, nützt er Ihnen gar nichts, im Gegenteil, er macht Ihre Absicht lächerlich und wird Sie in die Gegenrichtung des eigenen Wunsches bringen.

Erinnern Sie sich in Zukunft immer an diese Übung und machen Sie sie so oft es geht, also am besten immer. Nehmen Sie kleine Zettel, Plakate, Kärtchen, auf die Sie Ihre Sprüche aufschreiben können, als Gedächtnisstütze zu Hilfe.

In der Ruhe liegt die Kraft.

85

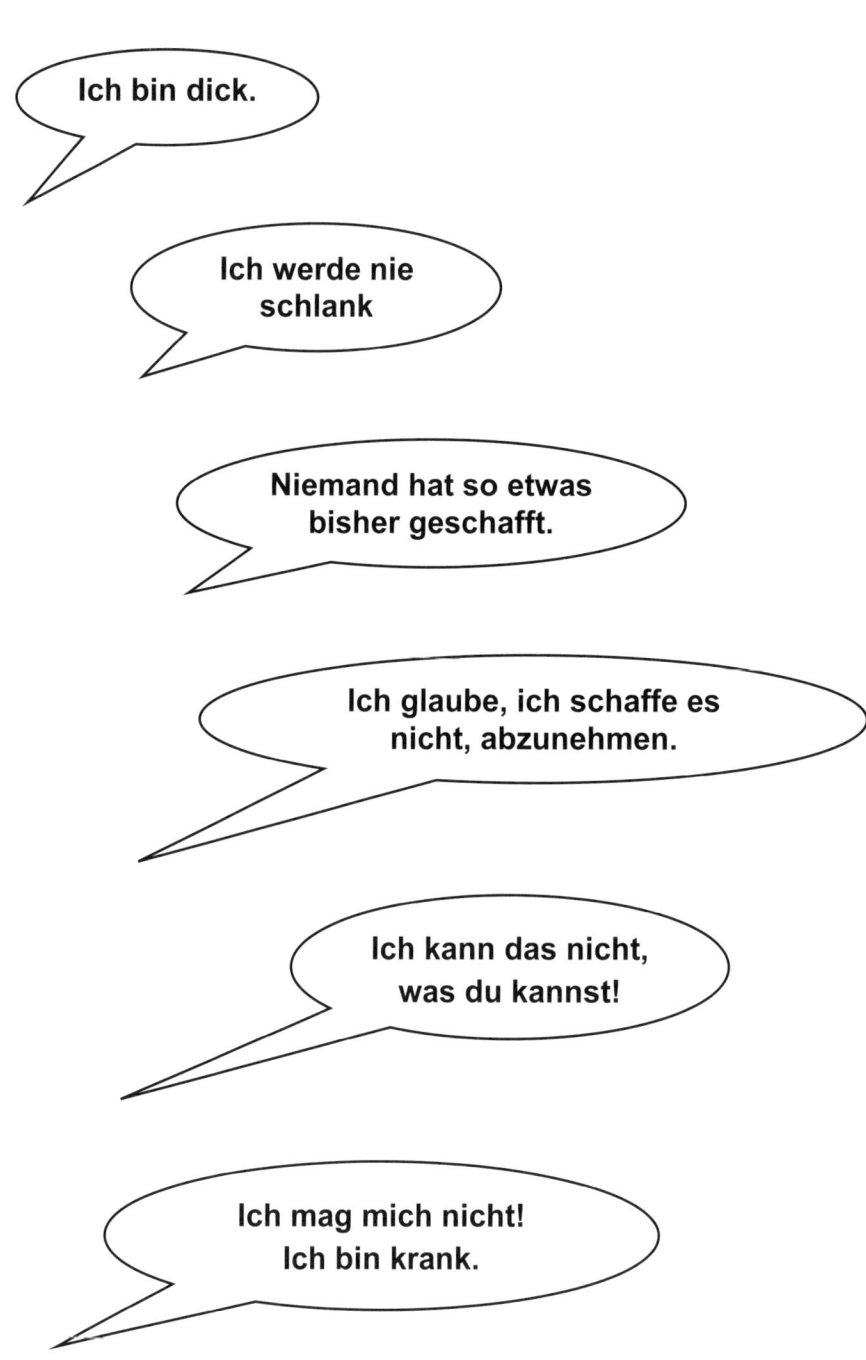

Mein Körper verändert sich nach meinen Wünschen.

Mein Stoffwechsel wird aktiver, verbrennt immer mehr Fett, und ich nehme immer besser ab.

Es gibt so viele, die das Abnehmen geschafft haben!

Ich glaube, alles ist möglich.

Viele haben es geschafft, ich gehöre dazu!

Ich bin stark, ich bin der Sieger. Mir geht es immer besser.

Glaubenssätze, Mantras, Gebete und Selbsthypnose

In Zukunft also, wenn Sie einen Gedanken bemerken, den Sie nicht haben wollen, ersetzen Sie diesen sofort und lassen auf Dauer solche Gedanken gar nicht mehr aufkommen. Ihr Ziel ist es, dass Sie nur das denken, was Sie auch wirklich möchten.

Wenn Sie überhaupt nicht vorankommen und bestimmte Gedanken Ihnen einfach nicht aus dem Sinn gehen oder in Ihren Kopf hineinwollen, dann machen Sie es wie die Mönche in Tibet oder Indien und wiederholen einfach Ihre Wunschgedanken so oft wie möglich. Damit blockieren Sie Ihren Kopf für unerwünschte Gedanken, und der Wunschgedanke wird immer deutlicher, sicherer, stabiler, bis Sie ihn irgendwann im Schlaf können.

Nutzen Sie jetzt die Strategien der Medien, Werbefirmen und der Suggestion in Bezug auf die Häufigkeit. Je öfter Sie etwas hören oder sehen, desto natürlicher wird es für Sie, und Sie gewöhnen sich daran. Ihr Körper verändert sich entsprechend. In Tibet bekommen kranke Menschen von ihren Mönchen zur Heilung Gebete, die sie zehntausendmal oder mehr aufsagen müssen. Diese Gebete sprechen dann die ganzen Familien, tagelang – und mit Erfolg. Die Heilung stellt sich ein. Louise L. Hay aus den USA ist eine große Vorreiterin dafür in unserer Zeit. Mittlerweile hört man immer mehr über diese Heilungsformen, und sie halten auch in der westlichen Medizin erfolgreich Einzug.

Sagen Sie Ihre Wunschsätze und Formulierungen ständig auf. Dabei spielt es keine Rolle, ob Sie diese denken oder sprechen. Am besten denken. Am Anfang sind, wie schon erwähnt, auch Zettel, Plakate, Kärtchen sehr hilfreich als Erinnerung. Buddhistische Mönche haben dafür Gebetstrommeln, die sie ständig drehen. Sagen Sie Ihre Sätze oder Sprüche ständig auf. So lange, bis Sie es nicht mehr sagen oder vor sich her denken müssen, sondern es einfach fühlen oder wissen, einfach überzeugt davon sind, dass es so ist. Fangen Sie leicht an und steigern Sie dann den Schwierigkeitsgrad der Formulierung.

Hier eine Beispielübung wieder zum Abnehmen. Sie können natürlich jedes andere Problem dafür einsetzen und entsprechend umformulieren.

Noch ein nützlicher Tipp: Wie bei einer Hypnose gilt, je tiefer Sie entspannt sind und je ernster Sie Ihren Spruch meinen, desto schneller und besser wirkt er.

Wir sollten Dinge, die wir vor der Welt zu verbergen wünschen, nicht einmal denken.
Mahatma Gandhi

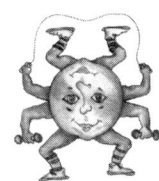

Übung: Positive Glaubenssätze, Gebete und Mantras

... ich glaube immer mehr, dass mein Körper sich nach meinen Wünschen verändert ...

... ich glaube immer mehr, dass mein Körper sich nach meinen Wünschen verändert ...

... ich glaube immer mehr, dass mein Körper sich nach meinen Wünschen verändert ...

... ich glaube immer mehr, dass mein Körper sich nach meinen Wünschen verändert ...

... ich glaube immer mehr, dass mein Körper sich nach meinen Wünschen verändert ...

... ich glaube immer mehr, dass mein Körper sich nach meinen Wünschen verändert, ...

... ich glaube immer mehr, dass mein Körper sich nach meinen Wünschen verändert ...

Diesen Satz können Sie den ganzen Tag immer wieder denken oder zu sich selbst sagen. Wenn Sie das glauben, vielleicht nach einer Woche und tief verinnerlicht haben, dann können Sie einen schwierigeren Satz nehmen.

90

Übung: Steigerung

Wenn Sie den Satz vorher akzeptieren können, dann fangen Sie mit dem nächsten Schwierigkeitsgrad an.

... ich glaube, dass mein Körper sich verändert, so wie ich das will ...

... ich glaube, dass mein Körper sich verändert, so wie ich das will ...

... ich glaube, dass mein Körper sich verändert, so wie ich das will ...

... ich glaube, dass mein Körper sich verändert, so wie ich das will ...

... ich glaube, dass mein Körper sich verändert, so wie ich das will ...

... ich glaube, dass mein Körper sich verändert, so wie ich das will ...

... ich glaube, dass mein Körper sich verändert, so wie ich das will ...

... ich glaube, dass mein Körper sich verändert, so wie ich das will ...

... ich glaube, dass mein Körper sich verändert, so wie ich das will ...

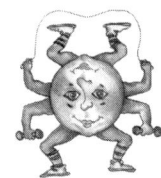 # Übung: Schwierigkeitsgrade erhöhen

... meine Figur wird immer besser und schöner ...

Später:

... ich nehme immer mehr ab und werde schlanker ...

Dann:

... ich habe wirklich abgenommen, ich nehme immer weiter ab, alles geschieht wirklich so, wie ich es mir wünsche ...

Bis:

... es hat geklappt, ich habe abgenommen, ich bin so, wie ich es mir wünsche, und es geht immer noch besser ...

Von den Sätzen bis zur tatsächlichen sichtbaren Umsetzung kann es etwas dauern. Wichtig ist, dass Sie dabei bleiben und immer wieder mit sich arbeiten. Ordnen Sie Ihren Gedanken immer wirkungsvollere, schönere, ehrlichere Bilder und Gefühle zu. Bleiben Sie dran!

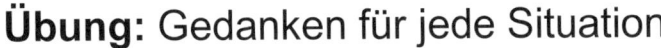

Übung: Gedanken für jede Situation

Sagen, oder besser, denken Sie solche Sätze ständig, den ganzen Tag: **„Mir geht es immer besser"** oder **„Es wird immer besser"**.

... mir geht es immer besser ...
... mir geht es immer besser ...
... mir geht es immer besser ...
... mir geht es immer besser ...
... mir geht es immer besser ...
... mir geht es immer besser ...
... mir geht es immer besser ...
... mir geht es immer besser ...
... mir geht es immer besser ...
... mir geht es immer besser ...
... mir geht es immer besser ...
... mir geht es immer besser ...
... mir geht es immer besser ...
... mir geht es immer besser ...
... mir geht es immer besser ...
... mir geht es immer besser ...
... mir geht es immer besser ...
... mir geht es immer besser ...
... mir geht es immer besser ...

Ich lasse meine eigene Werbung ständig ablaufen!

Übung: Steigerungen

Wenn Sie diesen Satz glauben, zum Beispiel nach zwei Tagen, dann nehmen Sie sich den nächsten Satz vor:

... mir geht es besser ...
... mir geht es besser ...
... mir geht es besser ...
... mir geht es besser ...
... mir geht es besser ...
... mir geht es besser ...
... mir geht es besser ...
... mir geht es besser ...
... mir geht es besser ...
... mir geht es besser ...

danach:

... mir geht es gut ...
... mir geht es gut ...
... mir geht es gut ...
... mir geht es gut ...
... mir geht es gut ...
... mir geht es gut ...
... mir geht es gut ...
... mir geht es gut ...
... mir geht es gut ...
... mir geht es gut ...

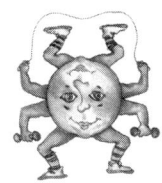

Übung: Weitere Steigerungen

Wenn Sie diesen Satz glauben, zum Beispiel nach einer Woche, dann machen Sie so weiter:

... ich bin gesund ...
... ich bin gesund ...
... ich bin gesund ...
... ich bin gesund ...
... ich bin gesund ...
... ich bin gesund ...
... ich bin gesund ...
... ich bin gesund ...
... ich bin gesund ...

Wichtig ist, dass Sie das nicht nur so daherreden, sondern wirklich tief in sich meinen und verinnerlichen. Sie müssen sich so weit kriegen, dass Sie davon überzeugt sind.

Irgendwann kommt es dann:

Ich bin wirklich gesund!
Ich bin wirklich gesund!
Ich bin wirklich gesund!
Ich bin wirklich gesund!

Ja, es stimmt tatsächlich!

Ihr Körper reagiert immer auf alles, was Sie denken

Ihr Körper reagiert sofort und direkt auf Ihre Gedanken, er tut, was Sie möchten. Bestellen Sie eine gute Figur, bekommen Sie auch eine gute Figur.

Aber wieso klappt das nicht sofort?

Es funktioniert schon sofort. Wenn Sie sensibel sind, werden Sie auch sofort eine Veränderung spüren oder erkennen.

Überlegen Sie allerdings, wie lange Sie schon so denken wie jetzt und was Sie alles vorher gedacht haben. Noch dazu kommt, was andere über Sie denken. Wenn Sie jetzt tausendmal „Ich bin schlank" denken und haben zuvor fünf Jahre lang zehntausendmal am Tag „Ich bin dick" gedacht, dann werden Sie natürlich den Erfolg nicht sofort sehen. Sie müssen erst einmal das Potenzial der Vergangenheit und Ihrer anderen Gedanken abbauen.

Jetzt eine gute Nachricht: Sie brauchen nicht mehr dieselbe Zeit und Menge an Gedanken, um die alten Gedanken aufzuheben. Nein, im Gegenteil. Theoretisch genügt ein einziges Mal, um alles zu verändern. Sie sind jetzt jemand ganz anderes als früher. Sie haben mehr Wissen, Erfahrung und mehr Bewusstsein. Die Qualität und Kraft Ihrer Gedanken ist ganz anders. In Bezug auf die eigene Vergangenheit sind Ihre Gedanken jetzt viel wirkungsvoller.

Üben Sie einfach, Sie werden spüren, wie es immer besser und schneller funktioniert.

Ihr Körper muss sich chemisch verändern und umbauen, was auch nicht sofort geht. Bleiben Sie hartnäckig, diszipliniert, dann werden Sie auch Erfolg haben. Ein Bauer sät sein Samenkorn aus und pflegt es auch ein ganzes Jahr lang, weil er weiß, dass es wachsen wird und er bald ernten kann. Überzeugen Sie sich und halten Sie durch. Suchen Sie und fragen Sie andere Menschen, die das geschafft haben. Es gibt Leute, die nur mit ihren Gedanken und neuen Glaubenssätzen abgenommen haben. Es gibt Menschen, die durch reine Gedankenkraft ihren Krebs besiegt haben. Lesen Sie Zeitungen, erkundigen Sie sich. Nur weil Sie bis jetzt noch nichts davon gehört haben, heißt das nicht, dass es das nicht gibt. Wohnen Sie immer nur in Ihrem einen Dorf in derselben Umwelt und haben immer dasselbe Fernseh-programm an, dann werden Sie auch immer dieselben Informationen erhalten. Wenn Sie bis jetzt alle Übungen mitgemacht haben und sich beobachtet haben, dann haben Sie auch die Wirkung Ihrer Gedanken bereits gespürt. Diese Kraft können Sie durch Training verstärken. Wenn Sie jetzt auf Anhieb 500 Liegestütze machen möchten, haben Sie vermutlich Probleme damit. Deswegen sind Sie aber noch lange nicht schlecht oder gar ein hoffnungsloser Fall.

Ihren Führerschein haben Sie auch nicht nach der ersten Fahrstunde erhalten, dennoch wussten Sie, dass Sie fahren können. Sie wussten mit Bestimmtheit, dass das möglich ist, dass man überhaupt Auto fahren kann – woher?

Ihr Körper macht, was Sie wollen

Heben Sie jetzt den linken Arm nach oben! Hat es geklappt? Ihr Körper tut, was Sie möchten, es wird sich nicht der rechte Arm hochheben, wenn Sie den linken Arm möchten. Weshalb können Sie Ihren linken Arm hochheben? Wie machen Sie das? Für ein kleines Baby ist das, was Sie jetzt machen, schon eine unglaubliche Leistung. Wenn Sie mit Ihrem Körper weiterüben, werden Sie ihn noch besser steuern können.

Ziehen Sie den Bauch ein, anschließend strecken Sie ihn wieder heraus. Spüren Sie Ihre Atmung, Ihren Darm gluckern? Ihr Körper tut alles, was Sie sich wünschen, komplizierte Bewegungsabläufe oder neue Funktionen müssen Sie allerdings etwas üben.

Als Nächstes folgen ein paar körperliche Übungen, um mehr Sensibilität zu erreichen. Die meisten Menschen, die Probleme mit ihrem dicken Bauch haben, schauen ihn gar nicht an und verbannen ihn aus ihrer Wahrnehmung, als wäre er gar nicht da. Genau das ist der Fehler. Sie entziehen ihm die Energie und dadurch der eigenen Steuerung. Er wird noch dicker. Mehr Liebe und Aufmerksamkeit ist genau das, was der Bauch braucht, um gesund und schlank zu werden.

Es ist noch kein Meister vom Himmel gefallen,
aber geworden sind es viele!

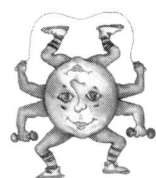

Übung: Körperbeherrschung

Machen Sie es sich bequem. Es folgt eine Übung zur besseren Körperbeherrschung und zur Steigerung der Konzentrationskraft.

Spannen Sie die rechte Hand ganz fest an, ballen Sie sie so fest wie möglich zur Faust. Halten Sie diese Anspannung zehn Sekunden, dabei nicht die Luft anhalten, dann wieder entspannen. Wiederholen Sie das mehrmals.

Jedes Mal steigern Sie die Spannung langsamer. Das heißt, zuerst anspannen, dann entspannen. Danach langsamer anspannen, sich mehr Zeit lassen, genauer sein, bis Sie irgendwann zu Ihrem Maximum an Spannung in der Hand kommen. Zehn Sekunden so halten und anschließend noch langsamer wieder entspannen, bis Ihr Arm ganz entspannt ist. Das nächste Mal noch viel langsamer, sich noch mehr Zeit lassen, bis sie voll angespannt haben, und noch viel tiefer und langsamer entspannen.

Versuchen Sie auch noch, jedes Mal weniger Kraft einzusetzen und trotzdem maximal anzuspannen. Das erreichen Sie, indem Sie den restlichen Körper mehr lockern und entspannen und ruhiger atmen. Wenn Sie den restlichen Körper mit anspannen, geht Spannung in der Hand verloren.

Achten Sie immer mehr auf Details und Kleinigkeiten. Entwickeln Sie ein Gefühl, als könnten Sie einen Roman schreiben über die Dinge, die in Ihrer Hand und in Ihrem Körper passieren.

Wiederholen Sie diese Übung zehn- bis zwanzigmal und wechseln dann die Hand. Danach nehmen Sie Ihr Bein und wechseln dann später zum anderen Bein. Lassen Sie sich Zeit dabei. Sie können diese Übung auch abends vor dem Einschlafen durchführen.

Suchen Sie sich die Körperteile aus, mit denen Sie am meisten Probleme haben, zum Beispiel den Bauch oder das Gesäß. Bauch herausstrecken und wieder einziehen oder Pobacken zusammenkneifen und wieder entspannen. Jedes Körperteil für sich erst komplett durchüben. Zehn- bis zwanzigmal wiederholen. Wenn Sie das richtig machen, dauert das jeweils fünf bis zehn Minuten.

Alles langsam und sehr genau durchführen. Senden Sie Ihre besten Gedanken in Ihre Körperteile hinein. Dabei immer besser werden und sich weiter steigern.

Übung: Körperwahrnehmung

Kontrollieren Sie Ihren Puls und Herzschlag. Falls Ihnen das zu unangenehm ist, fangen Sie mit der Hand an und messen dort Ihren Pulsschlag am Handgelenk.

Am Anfang legen Sie sich eine Hand auf die Brust und spüren das Klopfen Ihres Herzens. Wenn Sie das gut wahrnehmen können, dann die Hand wegnehmen und zu einem anderen Körperteil wechseln.

Machen Sie weiter mit der rechten Hand und dem Daumen. Wenn Sie dort Ihren Puls wahrnehmen können, dann nehmen Sie den nächsten Finger. Diesmal versuchen Sie es ohne äußeres Hilfsmittel. Also nicht mit der anderen Hand den Puls messen oder mit der Bettdecke als Kontrast spüren. Wenn Sie dort auch Ihren Puls wahrnehmen können, dann weiter.

Anschließend beobachten Sie Ihren Puls in der ganzen Hand. In den Beinen, in Po, Bauch, Gesicht, alles, was Ihnen einfällt. Sie können überall Ihre Kreislaufzirkulation spüren.

Fällt Ihnen das am Anfang zu schwer, versuchen Sie erst einmal, Ihre Atmung überall wahrzunehmen.

Wichtig ist, bei allen Übungen ganz entspannt und locker zu bleiben und normal durchzuatmen.

Übung: Bauchmuskeltraining

Geübte Leute können ihre Bauchmuskeln wie eine Welle hoch und runter laufen lassen und von rechts nach links. Die Bauchmuskeln bestehen aus verschiedenen Muskeln mit verschiedenen Unterteilungen. Ungeübte schaffen es vielleicht gerade so, jeden Muskel komplett etwas anzuspannen. Profis können jede kleinste Muskelfaser einzeln anspannen und entspannen.

Es bringt nicht viel, wenn Sie bei Muskeln nur auf Masse gehen und einseitig trainieren. Beobachten Sie die wirklichen Könner. Deren Muskeln sieht man kaum von außen, und sie haben trotzdem sehr viel Kraft und Flexibilität. Durch eine einheitliche und ökonomische Arbeit der einzelnen Muskeln und Ausgeglichenheit im gesamten Bewegungssystem wird ihre Leistungsfähigkeit dort durch das restliche Körpersystem zusätzlich verstärkt und unterstützt. Die Muskeln arbeiten in einer Kette zusammen. Das ist viel besser, als wenn ein kleiner Teil alleine arbeiten würde. Dieser kleine Teil ist dann viel schneller überfordert, und es kommt zu Fehlbelastungen und Verletzungen, vor allem an Gelenken und Bandscheiben. Gute Bauchmuskeln erkennt man nicht an ihrer Größe, sondern an ihrer Differenzierung und Koordinationsfähigkeit.

Das heißt, wenn es Ihnen gelingt, Ihre Bauchmuskeln überall gezielt anzuspannen, jede kleine Ecke, jeden Winkel, ohne gleich die ganze Bauchdecke zu aktivieren, dann haben Sie wirklich gute Bauchmuskeln. Durch das einseitige Training mit Geräten geht diese Fähigkeit vielen Menschen verloren. Oft treten Darmprobleme und Verstopfung auf, wie bei untrainierten, übergewichtigen Menschen. Wenn alle Muskeln gezielt arbeiten und angesprochen werden, verbrennt das außerdem viel mehr Fett und strafft das Gewebe besser, als wenn Sie tausend gleiche Wiederholungen machen.

Üben Sie! Gerade die Bauchmuskeln können Sie immer zwischendurch trainieren. Im Sitzen bei der Arbeit, im Auto, beim Gehen, Kochen und Putzen. Ideal ist, wenn Sie das am Anfang vor dem Spiegel üben und sehen.

Beim Training lieber Qualität statt Quantität!

Haltung

Gesunde Körperhaltung = gesunde Gedanken!

Wenn Sie schon Ihren Körper trainiert haben, ist Ihnen aufgefallen, dass die Feinheiten, die Genauigkeit bei einer Übung und deren saubere Durchführung, anstrengend sind und man das gerne absichtlich vergisst oder übergeht. Aber genau das macht den Erfolg aus.

Bewegen Sie Ihren Körper möglichst natürlich in alle Richtungen und wechseln Sie viel bei Ihren Bewegungen ab. Machen Sie so wenig Wiederholungen wie möglich bei allem, was Sie tun. Denken Sie sich immer etwas Neues und anderes aus, wie Sie etwas tun.

Am besten ist, Sie bringen Ihr körperliches Training in den Alltag mit ein. Fordern Sie sich, indem Sie Ihre Alltagsbewegungen verändern. Probieren Sie im Alltag einfach mal, ein paar neue Bewegungen auszuführen. Versuchen Sie andere Gangbilder oder Bewegungsabläufe einzubringen. Warum nicht einmal rückwärts oder seitlich gehen, die Schuhe wechseln oder hüpfen. Es genügt schon, wenn Sie auf Ihre Haltung achten.

Oder ändern Sie Ihre Gedanken, dann ändert sich Ihre Haltung ebenfalls. Wenn Sie Gedanken haben, die Sie aufbauen, der Name sagt es schon, „aufbauen", dann wird Ihre Haltung ebenfalls aufgebaut. Wenn Sie lockere leichte Gedanken haben, dann fühlen Sie sich auch so und Ihr

Skelettsystem ist es auch. Wenn Sie flexibel sind, dann ist es auch Ihr Körper. Geistige und körperliche Haltung hängen zusammen und bedingen sich gegenseitig! Beobachten Sie sich in Ihrem Alltag, bei der Arbeit und in den Pausen. Achten Sie auf den Zusammenhang zwischen eigener Körperhaltung und eigenen Gedanken. Geht es Ihnen gut, sind Sie fröhlich, dann ist Ihre Haltung auch entsprechend aufrecht, locker und offen. Sind Sie schlecht gelaunt oder ärgern sich, finden Sie schnell irgendwo eine Verspannung oder Verkrampfung. Nutzen Sie diese Erkenntnis, wenn es Ihnen gedanklich schlecht geht. Wenn Sie traurig sind, Kopf hoch. Es wird Ihnen sofort besser gehen. Auf einmal sehen Sie andere, neue Möglichkeiten, bekommen wieder Auftrieb usw. Geht Ihnen ein unangenehmer Gedanke nicht aus dem Kopf, dann ändern Sie Ihre Körperhaltung, automatisch wird sich auch Ihr Denken verändern.

Wenn Sie auf der Straße gehen, denken Sie jedes Mal daran, dass Sie so natürlich, perfekt und schön gehen wie möglich. Denken Sie ständig, hinter der nächsten Ecke könnte eine Kamera stehen, achten Sie darauf, dass Sie von allen Seiten immer gut aussehen, gut dastehen und locker sind.

Wenn Sie im Alltag ständig auf Ihre Haltung und Form achten, haben Sie viel mehr davon, als wenn Sie den ganzen Tag nichts machen und abends zwei Stunden ins Fitnessstudio gehen. Ihre Arbeit kann noch so einseitig sein, mit ein paar Tricks und Ideen gestalten Sie sie immer abwechslungsreicher und gesünder für sich. Machen Sie Ihren Alltag nebenbei zu Ihrem Fitnessstudio, ohne dass jemand etwas davon bemerkt oder Ihre Arbeitsqualität nachlässt. Im Gegenteil, Ihre Leistungsfähigkeit wird sich steigern. Auch werden Sie spüren, dass Sie immer weniger Ausgleich und Pausen benötigen, nicht mehr so erschöpft sind. Wenn Sie dann von Ihrer Arbeit kommen, sind Sie immer noch vital und fühlen sich frisch.

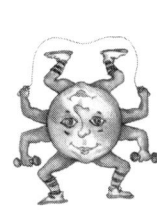

Übung: Körperhaltung und Gedanken

Stellen Sie sich so intensiv wie möglich vor:

- *Mir geht es gut, ich bin gesund.*
- *Ich freue mich.*
- *Lachen, richtig feste lachen.*
- *Ich bin traurig, sehr traurig.*
- *Ich bin wütend, ärgere mich sehr.*
- *Ich bin niedergeschlagen, erdrückt.*
- *Ich habe eine gute Figur.*
- *Ich bin dick, fett und hässlich.*
- *Ich bin vital.*
- *... (was Sie möchten)*

Spielen Sie mit Gedanken und Körperhaltungen. Versuchen Sie einmal zu lachen und dabei ganz eingefallen, gekrümmt zu sitzen. Sie werden bemerken, dass das kaum geht, automatisch richtet sich Ihr Körper auf.

Übung: Fitte Gedanken denken

Schreiben Sie Begriffe und Sätze auf, die Ihnen Kraft, Stärke, Leichtigkeit, Lockerheit oder ähnlich Positives geben und nehmen Sie dabei die entsprechende Körperhaltung ein.

Ich bin fit ...
Mir geht es gut ...
Ich freue mich ...
...

Vorübung: Idealbild

Stellen Sie sich vor einen Spiegel, in dem Sie sich nach Möglichkeit ganz sehen können. Sehen Sie sich genau an. Schließen Sie dann die Augen und sehen Sie sich in Ihrer Vorstellung. Versuchen Sie, sich mit geschlossenen Augen so echt wie möglich zu sehen. Ganz genau, jedes Detail. Dann wieder Augen auf. Überprüfen Sie Ihre bildliche Vorstellung von sich mit dem Spiegelbild und schließen Sie die Augen dann erneut. Jedes Mal nehmen Sie mehr Details von sich wahr und können sich besser in Ihrer Vorstellung erkennen.

Dabei ist sehr wichtig, dass Sie nicht über sich nachdenken. Auf keinen Fall denken: „Ich bin dick, das gefällt mir nicht, das sieht nicht gut aus, ich müsste mal dieses und jenes tun." Mit solchen Gedanken verstärken Sie noch diese Eigenschaften. Denken Sie neutral oder positiv über sich. Am besten ist, Sie denken erst einmal gar nicht, sondern beobachten nur. Diese Übung können Sie einige Zeit lang täglich durchführen. Es wird eine Weile brauchen, bis Sie sich in Gedanken ganz genau von allen Seiten betrachten können. Es muss bei dieser Übung gar nicht so perfekt klappen, denn Sie sollen dieses Bild später verändern.

Wenn es nicht um Ihr Aussehen geht, sondern um ein anderes Problem, dann betrachten Sie dieses Problem in Ihrer Vorstellung und beschreiben es ganz genau. Auch hierbei gilt, nichts zu beurteilen, auf- oder abzuwerten. Einfach unbeteiligt „erzählen", worum es sich dabei handelt.

Übung: Idealbild

Wenn Sie sich in Ihrer Vorstellung selbst ganz gut sehen können, ein Bild von sich im Kopf haben, dann können Sie anfangen, dieses Bild nach Ihren Wünschen zu verändern. Stellen Sie sich Ihr Idealbild von sich vor beziehungsweise die traumhafte Lösung Ihrer Problemsituation. Was ist Ihr Wunsch, wie ist es für Sie „perfekt"?

Stellen Sie sich nun Ihr Idealbild vor. Jetzt ist wichtig, es sich so perfekt wie möglich vorzustellen. Wie sieht Ihre Traumfigur, Ihr Ideal oder Ihre perfekte Lösung aus? Sehen Sie diese nicht nur, sondern fühlen Sie auch alles, was damit zusammenhängt. Spüren Sie die Bedeutung, die Wichtigkeit und den Stolz, dass Sie so sind, wie Sie sein möchten.

Ersetzen Sie nun in Gedanken immer mehr Ihr tatsächliches Bild von sich mit dem eigenen Idealbild.

Denken Sie: „Ich bin eigentlich schon so, wie ich mir wünsche. Mein Körper weiß jetzt, wie ich aussehen will, er verändert sich nach meiner Vorstellung."

Jedes Mal, wenn Sie über sich nachdenken, sehen Sie Ihr Idealbild von sich mit der Gewissheit, dass Ihr Körper sich schon entsprechend verändert hat und Sie immer mehr von diesen Veränderungen sehen und spüren. Bleiben Sie hartnäckig. Wenn Sie auf der Straße spazieren gehen, tun Sie es mit Ihrer Idealvorstellung. Sofort ändern sich Körperhaltung und Ausstrahlung. Ihnen wird es besser gehen und Ihre Körperhaltung und Ihr Aussehen werden sich mit der Zeit zu Ihrem Idealbild hin verändern. Wahrscheinlich sprechen Freunde Sie direkt darauf an, dass Sie besser oder jünger aussehen, oder fragen, ob Sie beim Friseur gewesen sind. Es wird am Anfang anstrengend sein, aber Sie wissen ja, dass das nur noch mehr Fettzellen verbrennt …

Macht den Körper eurem Willen gefügig. Gebt ihm nie nach und folgt nie seinen Launen. Seid bereit, ihn beiseitezulegen. Beschließt, ihn unter strikter Kontrolle zu halten. Ihr müsst sorgfältig mit eurem Körper umgehen und ihn mit steter Aufmerksamkeit trainieren. So werdet ihr Tugenden entwickeln, und der Körper wird für Meditation und spirituelle Disziplinen vorbereitet.
Sathya Sai Baba

Sport

Leben ist ständige Veränderung und Bewegung. Leben ohne sich zu bewegen, geht gar nicht, man bewegt sich immer, und wenn es nur die Atmung ist. Daher gilt: Bewegung ist gesund und lebensnotwendig und immer zu empfehlen.

Es gibt allerdings einen Unterschied zwischen Bewegung und Sport. Viele Menschen sind der Meinung, dass sie sich viel bewegen müssen, damit es ihnen besser geht, und je mehr sie sich bewegen, je mehr Sport sie treiben, desto besser geht es ihnen und desto gesünder werden sie. Das ist leider falsch und kann auf Dauer nicht gut gehen, weil sie dann ihre Leistungen ständig steigern müssten, um gesund zu bleiben. Viele machen, wenn ihre sportliche Betätigung nicht den gewünschten Erfolg bringt, noch mehr Sport und noch mehr, und irgendwann haben sie keine Zeit und Kraft mehr übrig, um noch mehr Sport zu treiben, geschweige denn, noch irgendetwas anderes zu tun.

Mit dem Sport ist es genauso wie mit dem gesunden Essen. Es kann noch so gesund sein, essen Sie zu viel davon, wird es irgendwann auch schädlich für Sie werden. Das lässt sich an Leistungssportlern beobachten. Sie trainieren extrem viel, andauernd, und wenn sie irgendwann nicht mehr wie gewohnt trainieren können und plötzlich aufhören müssen, kommt es zu großen gesundheitlichen Problemen. Dem Körper geht es noch viel schlechter, es kommt zu Kreislaufproblemen, extremer Gewichtszunahme, Immunschwäche.

Wie bei Drogen, etwa Nikotin- oder Alkoholkonsum, wenn Sie plötzlich aufhören, kommen die Entzugserscheinungen. Beim Training ist Ihr Körper eine bestimmte Trainingsmenge gewöhnt und darauf eingerichtet. Wird dort etwas plötzlich verändert, kann sich Ihr Körper nicht so schnell anpassen. Körperzellen müssen sich ja umbauen und verändern.

Es gilt genauso mit dem Sport wie mit dem Essen: das Richtige zur richtigen Zeit in der richtigen Menge. Viel Abwechslung, höhere Qualität und je nach Lebensstil das entsprechend Richtige. Am besten ist es, Sie gestalten Ihr ganzes Leben und Ihren kompletten Alltag mit mehr Bewegungsübungen. Freuen Sie sich, wenn Sie den Müll hinausbringen müssen, oder jammern Sie, weil Sie es schon wieder tun müssen? Haben Sie Spaß und Freude beim Bücken, wenn Ihnen etwas runtergefallen ist, oder lassen Sie das lieber andere aufheben? Genau dort, im Alltag, fängt der richtige Sport an. Überlegen Sie, wo Sie mehr Bewegung in Ihr Leben bringen können. Es geht ganz leicht!

Bewegen Sie sich so natürlich wie möglich und gehen Sie viel an die frische Luft. Wechseln Sie Ihre Sportarten und Übungen öfters ab. Sich sportlich zu betätigen ist auf jeden Fall eine gute Sache, und das sollten Sie auch tun. Wie schon erwähnt, ist es günstig, wenn Sie Ihr Sportprogramm in den Alltag integrieren.

Wer um fünf Uhr morgens mit Sport beginnt,
braucht nicht mehr darauf zu achten,
was er den Rest des Tages isst.
Will Smith

Überprüfen Sie Ihre Sportdisziplinen. Machen Sie nur eine Sportart, so ist das einseitig und auf Dauer sogar schädlich. Schauen Sie sich die Übungen an, die Sie machen, und überprüfen Sie diese für sich auf Gesundheitsförderung und Rentabilität. Nicht für jeden ist jedes Sportgerät und jede Trainingsmethode geeignet und sinnvoll. Es gibt Fitness-geräte und -übungen, die auf längere Sicht zu Gelenk-schäden und Fehlbelastungen, vor allem für die Wirbelsäule, führen. Informieren Sie sich.

Manchmal wird der Trainingsplan auch zu einseitig gehalten. Was nützt es, wenn Sie einzelne Muskelgruppen trainieren und zwischendurch welche auslassen? Dort den Bizeps, da den Trizeps – und wie viele Muskeln liegen dazwischen und müssen auch entsprechend trainiert werden für einen gesunden, harmonischen Bewegungsablauf? Sie brauchen Ihre Kraft und Stärke im Alltag, in möglichst natürlichen Bewegungsabläufen, so sollten Sie daher auch trainieren. Was nützt das ganze Training, wenn Sie nicht einmal fünf Minuten gerade auf Ihrem Arbeitsstuhl sitzen können? Es gibt Leute, die können im Sportstudio 50 Kilogramm Gewicht stemmen, doch eine Kiste Bier ist ihnen zu schwer. Der ganze Körper ist ein komplexes System, eine perfekt funktionierende Einheit, die einzelnen Teile arbeiten ökonomisch zusammen und ergänzen sich gegenseitig. Wird nur ein Teil der ganzen Kette trainiert oder werden Teile des Gesamtsystems vernachlässigt, bricht irgendwann wegen eines kleinen Zahnrädchens die ganze Kette zusammen. Im Leben ist es genauso. Jeder Berufszweig ist wichtig. Auf wen wollten Sie verzichten, die Feuerwehr, den Bäcker, den Kanalreiniger, den Bauarbeiter oder den Techniker?

Machen Sie auf jeden Fall Sport, aber nicht mit Gedanken wie: „Heute habe ich nicht so viel Sport gemacht wie gestern, das war nicht gut, deswegen geht es mir schlechter, ich habe zu wenig getan." Vermeiden Sie auch Gedanken wie: „Nur wenn ich Sport mache, nehme ich ab. Je mehr Sport ich mache, desto mehr nehme ich ab." Dies ist ein Teufelskreis! Machen Sie irgendwann weniger Sport, werden Sie prompt zunehmen. Sie sind gezwungen, Ihre Leistungen immer mehr zu steigern, und können dann irgendwann nicht mehr noch mehr machen. Wenn Sie genug gegessen haben, sind Sie auch satt. Sie werden nicht denken: „Heute habe ich nicht so viel gegessen wie gestern, deswegen geht es mir heute schlechter." Denken Sie auch nicht umgekehrt: „Heute habe ich mehr gegessen als gestern, deswegen nehme ich wieder zu." Das ist genauso falsch und bringt Ihnen nichts. Es ist auch nicht richtig. Heute mussten Sie vielleicht viel mehr körperlich arbeiten und haben viel mehr Energie verbraucht als gestern. Oder Sie essen heute so viel, weil Sie vor einer Woche viel trainiert haben und der Körper jetzt die entsprechenden Muskeln aufbaut. Auch ist falscher Ehrgeiz fehl am Platze. „Je mehr, desto gesünder" – diese Aussage trifft längst nicht immer zu. Finden Sie die goldene Mitte!

Ihr mögt große Worte machen,
aber ihr werdet nicht
an eurer Zunge gemessen,
sondern an euren Handlungen
und eurer Haltung.
Sathya Sai Baba

Übung: Gedanken-Joggen oder Astral-Joggen

Große Auswirkungen haben auch gedankliche Sportübungen auf Sie. Hierfür haben Sie immer Zeit, brauchen nicht in ein Sportstudio und können sich Ihre Trainingsbedingungen und Trainingszeit frei wählen.

Setzen Sie sich bequem in einen Sessel. Sie können die Augen schließen, besser ist es jedoch, wenn Sie mit offenen Augen üben.

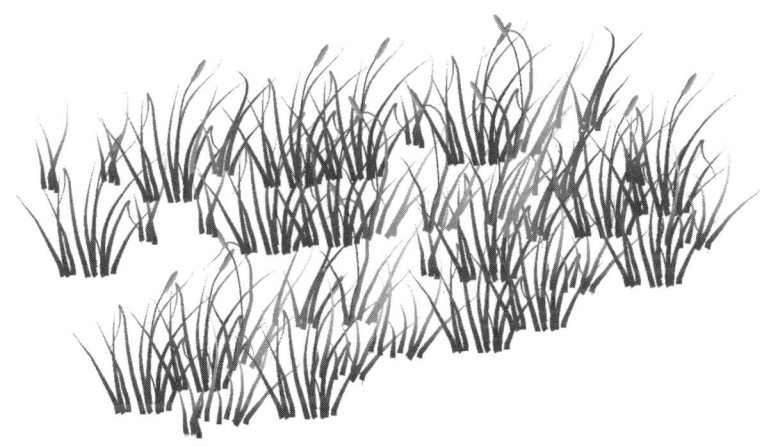

Stellen Sie sich eine schöne grüne Wiese oder einen Weg vor. Sehen Sie sich, wie Sie vor dieser Wiese stehen und die schöne Landschaft genießen. Es ist tolles Wetter, es geht Ihnen gut, Sie fühlen sich fit. Es ist ein idealer Tag, und Sie sind dort in Ihrem Wunschzustand.

Nun laufen Sie in Gedanken los. Stellen Sie sich alles so echt wie möglich vor. Spüren Sie jede Bewegung, den Boden, Ihre

113

Muskeln und Ihre Atmung. Stellen Sie sich vor, wie Ihr Körper sich anstrengt, wie Ihnen die Bewegung gut tut. Machen Sie das 10 bis 15 Minuten. Obgleich Ihr Körper dabei die ganze Zeit ruhig und entspannt bleibt, werden Sie merken, dass er mitgearbeitet hat. Vielleicht bekommen Sie sogar Muskelkater. Wenn Sie jetzt Puls oder Blutdruck messen, werden Sie feststellen, dass sich die Werte leicht verändert haben, so als hätten Sie tatsächlich Sport getrieben. Wenn Sie das täglich tun, haben Sie fast genauso einen Trainingseffekt wie bei echtem Sport. Sie können, wenn Sie geübt sind, sogar noch besser trainieren und sich gesundheitlich erheblich verbessern. Viele große Sportler trainieren so für ihre Meisterschaft.

Im Astraltrainingsraum bestimmen Sie allein die Bedingungen und können beispielsweise Bewegungen ausführen, die Sie sonst nicht so machen können, oder den Schwierigkeitsgrad frei wählen. Sie können sich beim Laufen einige Hindernisse einbauen, einen Berg laufen oder einfach mal rückwärts weiterlaufen.

Wenn Sie vielleicht durch einen Unfall oder eine Operation ein Körperteil nicht so bewegen können, wie Sie möchten, können Sie hier vorsichtig die Bewegung üben, die Sie nicht durchführen können. Stellen Sie sich vor, wie Ihnen das gelingt, wie Ihre Muskeln mitspielen und sich alles gut und normal anfühlt dabei. Ich habe viele Patienten gehabt, bei denen nur kleine gedankliche Vorübungen vor einer Bewegung anschließend große Erfolge erbracht haben. Doch Vorsicht: Sie haben bereits gemerkt, was für Auswirkungen gedankliches Bewegen hat. Bleiben Sie so real und natürlich

114

wie möglich. Machen Sie astral eine falsche Bewegung und haben das gedanklich nicht korrekt vorher definiert, so können Sie sich auch echte Probleme bereiten. Wenn Sie sich intensiver damit beschäftigen, ist eine ordentliche Ausbildung darin sehr hilfreich. Bleiben Sie also so natürlich und real wie möglich bei Ihren gedanklichen Übungen und fühlen sich wohl dabei. Auf keinen Fall an Schmerzen oder Probleme denken, an etwas, was Ihnen schaden könnte. Denken Sie immer an Ihren Idealzustand. Und wie auch im realen Leben, nicht übertreiben und nicht überanstrengen. Fangen Sie lieber klein, dafür aber stetig an. Wie bei allen neuen Techniken und Methoden, die Sie lernen, beobachten Sie genau, was passiert, und verbessern Sie sich ständig. Spüren Sie, wie es wirkt und es Ihnen besser geht.
Zu viel des Guten ist auch dabei schädlich!

Machen Sie diese ganzen Übungen nur für sich. Sie sollten sehr vorsichtig sein, wenn Sie auf die Idee kommen, irgendetwas Gedankliches für andere zu tun, ohne deren Wissen und Einverständnis. Ich rate Ihnen dringend, das auf keinen Fall zu machen. Achten Sie auf die Gedanken, die Sie in Bezug auf andere Personen oder Dinge haben, und korrigieren Sie die eigenen Denkmuster entsprechend. Versuchen Sie aber nicht, andere zu beeinflussen oder zu manipulieren. Das kann ernste Folgen für Sie und den anderen haben. Selbst wenn Sie nur das Beste wollen. Zu viel Gutes oder Gesundes ist auch schädlich. So etwas sollten Sie auch erst dann ausprobieren, wenn Sie genau wissen und spüren, was dabei bei Ihnen und dem anderen passiert und was es langfristig alles verändert.

Sie werden auch schon bemerkt haben, dass Denken ebenso anstrengend ist wie andere Tätigkeiten. Wenn Sie in neue Bereiche hineindenken, ist das so, als wenn Sie eine neue Sportdisziplin erlernen. Gedankenübungen können Sie schnell überfordern. Das merken Sie dann, wenn Sie erschöpft sind, schlecht gelaunt sind, alles Sie nervt, jeder Sie ärgert und nichts so richtig gelingt. Dann haben Sie sich gedanklich überfordert. Hören Sie sofort auf mit irgendwelchen Plänen und Übungen. Denken Sie möglichst wenig nach und fangen Sie erst wieder mit dem Nachdenken an, wenn es Ihnen besser geht. Dann auch nicht über andere Dinge nachdenken. Betätigen Sie sich lieber körperlich mit Sport oder Gartenarbeit oder kümmern sich um Ihr Essen ...

Deswegen jetzt ein Abschnitt über das Essen!

Übrigens: Durch diese Astral-Jogging-Übung hat eine Schülerin von mir pro Monat drei Kilo abgenommen. Sie ernährte sich vegetarisch und aß insgesamt auch nicht zu viel. Allerdings war sie durch jahrelange falsche Ernährung und durch eine sitzende berufliche Tätigkeit dick geworden. Nun hatte sie alles probiert, um ihr Gewicht zu verlieren, aber es gelang ihr nicht. Sie war nicht sportlich, fühlte sich aber gleich durch diese Übung angesprochen. Täglich vor dem Schlafengehen ging sie also geistig joggen und stellte sich natürlich intensiv vor, wie ihr Körper das Fett dabei verbrannte. Sonst veränderte sie nichts an ihrer Lebensweise. Nach drei Monaten meldete sie sich schlank, gesund und gut gelaunt bei mir. Sie war überglücklich, denn sie hatte fast zehn Kilo an Gewicht verloren.

Ernährung

Zur Ernährung zählen nicht nur Nahrungsmittel, sondern auch Medikamente, Aufbaupräparate und Getränke. Selbstverständlich gehört auch die geistige Nahrung dazu, aber darüber haben wir bereits ausgiebig gesprochen.

Aus rechtlichen Gründen bin ich verpflichtet, an dieser Stelle zu erwähnen, dass, wenn Sie sich in ärztlicher Betreuung befinden, Sie alle Änderungen Ihrer Medikation oder Ernährungs- und Diätpläne vorher mit dem Arzt absprechen sollten. Es sollte aber selbstverständlich für Sie sein, Ihre Rechte und Ihre Entscheidungsfreiheit niemals irgendwem abzugeben, sei es nun ein Professor oder ein Diätplan, und immer Ihren gesunden Menschenverstand zu gebrauchen. Jeder kann Ihnen Vorschläge unterbreiten, empfehlen, was Ihnen helfen könnte, aber keiner kann für Sie entscheiden, und das sollte auch niemand tun. Keiner kennt Sie besser als Sie selbst. Sie können sich Hilfe und Ratschläge einholen, aber was für Sie letztendlich gut ist, spüren Sie selbst am besten. Überprüfen Sie alles, was Ihnen vorgeschlagen oder an Sie herangetragen wird; wenn es sinnvoll erscheint, probieren Sie es aus. Wenn es Ihnen hilft, sehr gut, dann machen Sie damit weiter, wenn nicht, gibt es etwas anderes.

Was für den einen Gift ist,
kann für den anderen Nahrung sein
Mahatma Gandhi

Aus was wollen Sie bestehen?

Unser Körper besteht aus dem, was wir essen und trinken. Je mehr wir darauf achten, was wir essen und trinken, desto besser für uns.

Bei unserem Auto achten wir sehr genau darauf, dass es das richtige Benzin bekommt, und bei der Frage nach dem Motoröl nehmen die meisten Leute, die ich kenne, im Zweifelsfall das bessere. Der Automotor soll ja sehr lange halten. Viele dieser Leute, die für ihr Auto das bessere, teurere Öl wählen, nehmen bei der Wahl ihrer Lebensmittel das preislich günstigere mit schlechterer Qualität. Man muss ja sparen. Ich will nicht sagen, dass man sich nur teures Essen kaufen sollte. Teurere Nahrungsmittel sind manchmal von der Qualität her sogar schlechter als billigere. Hier kommt es mehr auf die Qualität, die Herkunft und die Zubereitung an.

Je natürlicher die Nahrungsmittel sind und je natürlicher und frischer sie zubereitet sind, desto besser. Ein Kopfsalat, frisch vom Feld eines Biobauern geerntet, schmeckt und ist viel besser als ein Kopfsalat aus dem Ausland, im Gewächshaus gezogen, chemisch gedüngt und schon einige Tage alt, wenn man ihn bekommt. In vielen Ländern werden die Lebensmittel zum besseren Haltbarmachen sogar noch radioaktiv bestrahlt. Dass in einem solchen Salat kaum noch Vitalstoffe zu finden sind, dürfte selbst einem Laien schon einleuchtend sein. Beim Gesundheitsamt oder im Internet können Sie sich über die Behandlung von Lebensmitteln erkundigen.

Es kommt nicht auf die Menge an!

Wenn Sie bereits auf Ihre Ernährung achten, haben Sie vielleicht schon bemerkt, dass es ein großer Unterschied ist, ob man zu Hause isst oder in einer Großküche. Meistens wird man in einer Großküche nicht satt, oder das Sättigungsgefühl hält nach dem Essen nicht lange an. Ich habe festgestellt, dass Menschen, die Fertiggerichte essen oder ihre Mahlzeit in Großküchen einnehmen, oft die doppelte Menge an Nahrungsmitteln zu sich nehmen, als wenn sie selbst einkaufen und kochen. Meistens sind sie nach einer Fertigmahlzeit dann trotzdem noch hungrig und fangen eine Stunde später wieder an zu essen. Dies hat auch nichts mit dem Preis zu tun, oft wird ja nur gegessen, weil es gerade so billig ist oder weil es etwas umsonst gibt. Nein, Sie werden nur richtig satt und zufrieden sein, wenn Ihr Körper alles bekommen hat, was er braucht. In einer Kantine kann man manchmal drei Salate essen und fühlt sich immer noch nicht besser danach. Deswegen nehmen viele Menschen auch so zu. Sie essen und essen, doch der Körper hat immer noch nichts „Richtiges" bekommen. Sie werden dann von der großen Menge zunehmen, aber weiterhin hungrig sein. In diesen Salaten sind meistens keine Vitalstoffe mehr zu finden. Oft ist dort kein Unterschied mehr zwischen einem Salat und einer Bratwurst. Essen Sie lieber etwas, was Sie wirklich benötigen, und achten Sie darauf, dass es auch wirklich das Richtige ist. Salat zu essen ist noch lange nicht gesund. Wenn Sie wirklich etwas qualitativ Gutes zu sich nehmen, das noch viele Nährstoffe, Vitamine und Spurenelemente enthält, werden Sie nach kurzer Zeit gesättigt sein. Weniger ist oft mehr!

Wenn Sie genau das essen, was Sie brauchen, zur richtigen Zeit und in guter Qualität, dann werden Sie schneller satt, brauchen viel weniger zu essen, und es geht Ihnen augenblicklich besser.

Wenig, aber gut = viel!

Ihre Nahrungsmittel sollten auch frei von Zusatzstoffen, Pestiziden und Düngemitteln sein. Diese zerstören viele Vitalstoffe oder verhindern deren korrekte Aufnahme. Die künstlichen Substanzen, die der Körper nur sehr schwer ausscheiden kann, lagern sich mit der Zeit im Körpergewebe ab. Viele Jahre später zeigen sich diese Schäden durch chronische, schwer zu diagnostizierende Krankheiten.

Einige Menschen sagen, dass ihnen Bio-Nahrungsmittel zu teuer seien und sie sich diese nicht leisten könnten. Mittlerweile ist der preisliche Unterschied zwischen biologisch und konventionell erzeugten Nahrungsmitteln häufig nicht mehr so gravierend, und man braucht auch einfach weniger davon. So gleicht sich der eventuell erhöhte Preis wieder aus. Überlegen Sie auch, was Sie an Kosten für medizinische Versorgung und Präparate sparen, wenn Sie gesünder sind, von den Schmerzen und Strapazen einmal abgesehen. Dazu brauche ich hier nichts weiter zu sagen. Wenn es um Leben und Gesundheit geht, sollte man keine Kosten und Mühen scheuen. Ihr Körper bekommt mit gesunder Ernährung viel schneller alles, was er an Vitalstoffen benötigt, und ist zufrieden. Er wird es Ihnen mit Gesundheit und Wohlbefinden danken. Probieren Sie es einfach aus.

Was is(s)t man alles?

Man isst nicht nur Nahrungsmittel. Eine größere Aufmerksamkeit verdienen auch Gewürze, Zusatzstoffe und Tabletten. Diese Stoffe wirken schon in kleinen Mengen sehr intensiv. Gerade Tabletten sind komprimierte, künstlich hergestellte Wirkstoffe, die den Körper sehr angreifen. Medikamente können manchmal lebensrettend sein, aber gerade auf Dauer auch sehr belasten, dick und krank machen. Viele Menschen sterben an einer Medikamentenvergiftung. Hier sollten Sie immer genau nachfragen, woher diese Tabletten und Stoffe kommen und was da wirklich drin ist. Vor allem, ob sie jetzt nötig sind für Sie oder ob es dafür Alternativpräparate oder andere Methoden gibt. Es wird nicht umsonst immer gesagt: „Zu Risiken und Nebenwirkungen fragen Sie Ihren Arzt oder Apotheker." Gewürze sind oftmals chemisch behandelt, geschmacksverstärkt und bestrahlt. Fertigwürzmittel, wie zum Beispiel viele Soßen, enthalten oft gar keine natürlichen Gewürzanteile mehr, sondern bestehen aus manipulierten Fetten mit künstlichen Aromastoffen. Dass der fast überall enthaltene Geschmacksverstärker Glutamat das Nervensystem angreift, haben Sie bestimmt schon gehört. Neuste Untersuchungen belegen, dass Glutamat sogar für Alzheimer und Demenzkrankheiten verantwortlich ist. Glutamat, das früher vor allem in der chinesischen Küche Verwendung fand, erregte durch das Chinasyndrom Aufsehen, als die Menschen durch den übermäßigen Verzehr Sehschwächen und hohen Blutdruck bekamen. Heute findet man es fast überall. Überlegen Sie für sich, was Sie täglich an Bonbons, Tabletten und Gewürzen zu sich nehmen und was da drin ist. Vom Rauchen will ich hier gar nicht anfangen. Es ist Ihnen klar, falls Sie heute noch geraucht haben, dass

Sie ab jetzt Nichtraucher sind und alle Übungen in diesem Buch dafür umsetzen sollten! Alleine schon Vitamintabletten, Fatburner oder Aufbaupräparate sind künstlich hergestellt oder aufbereitet. Sie sind mit irgendwelchen Zusatzstoffen gefärbt und haltbar gemacht. Oft können diese künstlichen Formen vom Körper gar nicht richtig aufgenommen oder wieder ausgeschieden werden und lagern sich dort ab. Sie sind sehr oft falsch dosiert, sodass sie dem Körper mehr schaden als nutzen. Eine kleine Tablette macht oft mehr Übergewicht und schadet langfristig dem Körper mit Einlagerungen und Ablagerungen im Gewebe viel mehr, als würden sie zehn Jahre lang das Dreifache an Hamburgern oder Bratwurst essen. Versuchen Sie, diese angeblichen Fatburner (Pillen) lieber durch gesunde Gedanken und richtige Ernährungs- und Verhaltensweisen zu ersetzen. Glauben Sie wirklich, dass Sie eine Tablette benötigen, um abzunehmen? Warum eigentlich? Überlegen Sie sich Alternativen. Vielleicht reicht ein gehaltvoller Gemüsesaft?

Übung: Abhängigkeiten

Schreiben Sie alle Tabletten, Nahrungs-ergänzungen, Aufputschmittel und Drogen auf, die Sie einnehmen, und warum Sie denken, diese zu benötigen. Danach überlegen Sie gründlich, ob das wirklich nötig ist oder ob es gesündere Alternativen gibt. Schreiben Sie Ihre Liste um und streichen Überflüssiges heraus. Verbannen Sie diese Punkte aus der Liste und genauso auch aus Ihrem Leben.

Nicht immer alles gleich „schlucken"!

Gesundheit mit Gemüsesäften

Vermeiden Sie, so gut es geht, künstliche Nahrungsmittel!

Hier empfehle ich immer gerne die Bücher von Dr. Norman Walker oder Franz Konz. Dr. Walker hat mit richtiger Ernährung und Gemüsesäften viele Krankheiten geheilt, ist selbst 116 Jahre alt geworden und hat vor allem alle seine Kritiker überlebt. Sehr oft höre ich Berichte von Leuten, die sich auf diese Weise geholfen haben. Ich selbst gehöre auch dazu. Nach einer Wirbelsäulenoperation und langer Ruhigstellung war mein Körper, vor allem mein Nervensystem, völlig fertig. Einige Zeit lang habe ich nur Tabletten, Aufbaumittel und Medikamente eingenommen. Mit dem Erfolg von noch mehr Nebenwirkungen. Erst als ich die Tablettenbox gegen einen selbst gepressten Gemüsesaft getauscht habe, ging es bergauf.

Bei der heutigen Lebensweise ist eine Unterstützung des Körpers mit Gemüse- und Obstsäften durchaus sinnvoll und sogar heilsam. Gerade wenn man abnehmen möchte, kann man mit Gemüsesäften dem Körper alles zukommen lassen, was er benötigt, dabei weniger essen und abnehmen. Durch die richtige Wahl der Gemüsesäfte kann man das Entgiften und Ausschwemmen der Schlackenstoffe noch unterstützen und auf Abführmittel verzichten. Natürlich kann man auch fasten, aber wenn Sie wirklich auf Dauer abnehmen möchten, hilft Ihnen eine Umstellung ihrer gesamten Lebensweise am besten. Was nützen drei Monate Diät oder Kur, wenn man anschließend wieder so lebt wie früher. Der Körper wird dann in der Ruhephase noch mehr Vorräte anlegen für die „Dürreperiode". Vor allem das Auf und Ab für den Stoffwechsel, die Extreme, die Emotionen und der Zwang, die bei solchen Kuren aufkommen, sind sehr belastend. Lieber langsam, aber kontinuierlich die Ernährung ganz ändern. Dem Körper mehr wirkliche Vital- und Nährstoffe zuführen. Dabei auf die Qualität, Frische und Zubereitung achten. Mehr Gemüsesäfte trinken, dann nimmt Ihr Körper ganz von alleine ab und Sie fühlen sich wohler. Sie werden auch merken, dass Sie dann gar nicht mehr so viel essen müssen und weniger Hunger haben. Der Körper bekommt mit der Zeit automatisch auch mehr Appetit auf das, was er braucht. Der Appetit auf Schokolade oder Schweinshaxe verschwindet von allein. Alles geht ohne Zwang und schlechtes Gewissen. Wenn Sie dann irgendwann Appetit auf so etwas wie Pommes frites haben, dann werden Sie es essen, und es wird Ihnen gut bekommen. Sie sind zufrieden und haben wahrscheinlich das nächste halbe Jahr keine Lust mehr auf solches.

Fangen Sie zum Beispiel an, sich täglich einen frischen Gemüsesaft zuzubereiten. Gekaufte Säfte sind nicht so empfehlenswert, da sie oftmals eine ungünstige Kombination haben, gelagert und abgekocht sind.

Am besten pressen Sie sich morgens selbst einen halben bis einen ganzen Liter Gemüsesaft frisch aus und trinken ihn auf nüchternen Magen. Erst ein bis zwei Stunden danach früh-stücken, falls Sie dann schon Hunger haben. Das gleiche abends oder nachmittags noch einmal, jedes Mal frisch. Achten Sie darauf, dass Sie ein bis zwei Stunden vorher oder nachher nichts essen. Im Einzelnen gehe ich hier nicht darauf ein, das würde den Rahmen dieses Buches sprengen. Einige Universalrezepte, die für fast jeden geeignet sind, kann ich aber empfehlen. Mischen Sie die Zutaten im angegebenen Verhältnis so, dass Sie ein bis zwei Liter Saft erhalten. Probieren Sie jedes Rezept drei bis sieben Tage lang täglich aus, bevor Sie es wechseln. Das Ganze sollten Sie mit der Einstellung anfangen, dass Sie das jetzt in Zukunft immer täglich machen. Es hilft nicht viel, wenn Sie es mal eine Woche durchführen, dann eine Pause einlegen und wieder anfangen. Ihr Körper braucht eine Weile, bis er sich umstellt. Machen Sie das ruhig ein halbes oder ganzes Jahr lang. Danach können Sie dann entscheiden, ob es Ihnen etwas geholfen hat und Sie es beibehalten möchten.

Die folgenden Rezepte sind für den Anfang und als Einstieg gedacht. Beobachten Sie Ihren Körper, variieren Sie die Zutaten, und wenn Sie sich dafür entschieden haben, informieren Sie sich weiter. Es gibt viele Informationen und Bücher darüber, die Sie auch beachten sollten. Außerdem empfehle ich auf Dauer eine professionelle Saftpresse, die nicht auf der Zentrifugalmethode beruht. Mehr als drei Zutaten sollten nicht auf einmal kombiniert werden, und der Saft sollte Ihnen auch noch schmecken. Je unverfälschter der Saft, desto besser kann er aufgenommen werden und wirken. Wenn Sie sich einen Saft reinquälen und es Ihnen hinterher schlechter geht, wird er Ihnen kaum helfen. Alle folgenden Rezepte sind sehr gut zur Unterstützung geeignet, wenn Sie eine Diät oder Fastenkur einhalten wollen.

Rezepte

1. Rezept:

1/3 Möhren, 1/3 Sellerie, 1/3 Spinat.

Zum allgemeinen Aufbau, zur Kräftigung und Entschlackung. Vor allem bei Rückenschmerzen, Nervenleiden, Knochen- und Gelenkproblemen, Erkältungen und Hautveränderungen. Zur Darmreinigung und -regeneration.

2. Rezept:

1/3 Möhren, 1/3 rote Beete, 1/3 Äpfel.

Zur Kräftigung und Reinigung.
Vor allem bei Kreislaufstörungen, Blutdruck- und Herzproblemen, Erschöpfung, Leber- und Blutbildungsstörungen, Frauenleiden.

3. Rezept:

2/3 Gurke, 1/3 Kopfsalat:

Zur Reinigung und zum Aufbau:
Wirbelsäulen- und Bandscheibenschäden, Zahnschmerzen- und Zahnproblemen. Für Haut, Haare und Nägel, Gehirn und Nerven.

Haben Sie eigentlich Hunger, wenn Sie essen?

Haben Sie überhaupt Hunger, wenn Sie essen, oder essen Sie auch, wenn Sie satt sind, etwa, weil es gerade zwölf Uhr mittags ist und alle Leute jetzt essen?

Übung: Warum essen Sie?

Notieren Sie bitte, aus welchen unterschiedlichen Gründen Sie schon gegessen haben.

- *Weil man seinen Teller leer isst.*
- *Weil ich sowieso gekocht habe und es nicht verkommen lassen möchte.*
- *Aus Langeweile.*
- *Weil es schmeckt.*
- *Weil jetzt Frühstückspause ist.*
- *Weil jetzt alle essen.*
- *Weil ich auf einer Party nicht Nein sagen kann.*
- *Weil ich Frust habe, mich ärgere oder weil ich aufgeregt bin.*
- *Weil zehn Kaffeestückchen im Sonderangebot waren.*
- *Beim Fernsehen brauche ich was zum Knabbern.*
- *Einfach so, ohne Grund.*

Oder weil Sie wirklich Hunger hatten?

Übung: Warum haben Sie gestern gegessen?

Überlegen Sie, warum Sie die letzten Male etwas gegessen haben. Was waren Ihre Gründe dafür?

Ich bin zum Essen eingeladen worden.
Ich mache Diät und musste das essen.
Mein Plan sieht vor, genau um 15 Uhr eine Mahlzeit einzunehmen.

Kennen Sie eigentlich Ihr Hungergefühl?
Wie fühlen sich Hunger und Appetit an?
Wieso haben Sie Hunger, was sind die Gründe dafür?

Wenn bei Ihrem Auto der Tank voll ist, werden Sie nicht tanken fahren. Sie werden auch nicht Diesel tanken, wenn Ihr Auto Super braucht. Wenn Ihr Körper etwas braucht, zeigt er Ihnen das durch Hunger, Durst, Schmerzen, Verlangen an. Wenn Sie nun ständig gegen die eigenen Bedürfnisse handeln, spielt Ihr Regulationsmechanismus irgendwann nicht mehr mit. Die Benzinuhr fragt sich, warum sie „leer" anzeigen soll, wenn doch niemand auftankt. Die letzten drei Mal habe ich „voll" angezeigt und etwas bekommen, also wenn ich leer bin, zeige ich lieber „voll" an. So etwas kann dann passieren, und Sie haben Hunger, obwohl Sie satt sind oder umgekehrt. Natürlich ist das Ganze im Körper noch etwas komplizierter. Es gibt nicht nur Hunger, Sattsein und Durst. Es gibt vor allem viele spezielle Gefühle und

Zwischenstadien, und zu allem, was Sie essen, gibt es noch einmal spezielle Zustände und Gefühle. Sie haben zum Beispiel für Pizza ein ganz anderes Hungergefühl als für einen Apfel oder eine Birne. Alle diese Gefühle gilt es zu unterscheiden, zu programmieren und entsprechend darauf zu reagieren.

Sie sind Ihr Körper, Ihr Körper tut, was Sie denken, was Sie wollen. Programmieren Sie sich selbst. Sagen Sie sich: „Wenn ich etwas zu essen brauche, dann habe ich Hunger, und dann esse ich genau das, worauf ich wirklich Hunger habe und was mir schmeckt. Wenn ich satt bin, höre ich sofort auf zu essen." Der Hund eines Bekannten bettelte immer am Tisch. Der Mann sagte zu seinem Hund: „Nein, du bekommst nichts." Allerdings wurde er immer schwach und gab ihm dann trotzdem etwas. Jedes Mal, wenn er jetzt Nein sagt, kommt der Hund an. Bei Ihrem Körper ist es ähnlich, wenn Sie sich falsch programmieren.

Trinken Sie, wenn Sie Durst haben, und essen Sie, wenn Sie Hunger haben. Sonst nicht. Dieser Satz ist einfach, erfordert aber viel Disziplin. Ein Gesunder kann alles essen und trinken, was er will, er wird automatisch das Richtige tun. Wenn Sie Probleme haben, dann achten Sie auf Ihr Hunger- und Durstgefühl und finden die genaue Ursache dafür heraus. Sie haben sicherlich schon gemerkt, wenn man Appetit auf Schokolade hat, kann es etwas ganz anderes sein, was dieses Bedürfnis auslöst. Dieses Gefühl kann das erste Zeichen sein, dass Ihrem Köper etwas fehlt oder Sie eigentlich vielleicht Durst haben oder Sie es gewohnt sind, in der Situation oder um diese Uhrzeit Schokolade zu essen.

Sie sind vielleicht gar nicht ausreichend trainiert auf Ihre Bedürfnisse. Es gibt in Ihrem „Programm" nur das Hungergefühl für Schokolade, und der Hunger nach Blumenkohl ist ihnen fremd. Das Hungergefühl für Apfel ist Ihnen völlig abhandengekommen, und Sie haben vielleicht Kopfschmerzen oder Bauchweh, weil Ihrem Körper etwas fehlt und er es nicht genauer anzeigen kann oder Sie nicht gewohnt sind, auf diese Feingefühle zu reagieren. Sie haben nur eine „Tankanzeige" für Ihr gesamtes Körpersystem. Trainieren Sie, üben Sie. Fragen Sie sich immer genau, was diese Gefühle bedeuten, warum Sie diese haben. Fühlen Sie, wie Ihr Essen auf Sie wirkt, ob es Ihnen schmeckt und bekommt oder nicht. Achten Sie auch auf Ihre psychischen Stimmungen nach dem Essen. Bei Hunden kann man sehr gut beobachten, wie sie in ihrem Verhalten sofort aggressiver werden, wenn sie nur pures Fleisch bekommen. Gibt man den Hunden auch ab und zu etwas Obst und Gemüse, ändert sich auch ihr Charakter entsprechend, er wird weicher.

Trainieren Sie auch langfristig Ihre Gefühle und korrigieren Sie diese, falls sie nicht stimmen. Üben Sie und verfeinern Sie Ihre Wahrnehmung stetig. Dann werden Sie viel deutlicher spüren, was Sie wirklich brauchen. Ihr Körper wird es Ihnen mit Wohlbefinden und Gesundheit danken.

Beim Trinken gilt übrigens dieselbe Regel wie beim Essen. Der Mensch braucht täglich drei bis vier Liter Wasser. Die Betonung liegt hier auf Wasser. Das meiste andere wie Kaffee oder künstliche Säfte sind keine wirklichen Getränke für den Körper, und die getrunkene Menge muss man von seinem Wassertagesbedarf noch abziehen. Viele der gern getrunkenen Flüssigkeiten sind gezuckert oder mit Kohlensäure versetzt und schaden der Gesundheit. Alles so frisch und natürlich wie möglich. Also am besten Wasser ohne Zusätze, das heißt ohne Kohlensäure, Zucker, Aromastoffe und Vitaminbeigaben. So etwas findet man heute gar nicht mehr so leicht. Wenn Wasser Ihnen am Anfang nicht schmeckt, können Sie sich zusätzlich noch Obstsäfte frisch auspressen und untermischen. Vermeiden Sie allerdings zu viel Obstsaft, der Hauptanteil von ihren drei bis vier Litern Flüssigkeit am Tag sollte Wasser bleiben.

Übung: Wann habe ich zuletzt etwas getrunken?

Erinnern Sie sich, wann Sie zuletzt etwas Flüssiges zu sich genommen haben, und schreiben Sie die Gründe auf und was es war.

Eine Tasse Kaffee zum Frühstück.
Gestern Abend eine Limo.
Auf einer Party muss man eben mittrinken.

Es ist klar, dass Sie in Zukunft auf Ihr Wasser achten. Sie bestehen zu 70 Prozent daraus. Je reiner und leichter Ihr Wasser, je reiner und leichter fließen auch Ihre Gedanken. Denken Sie an Masaru Emoto und die Wasserkristalle. Wie sieht Ihr Wasser aus?

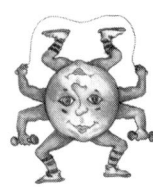

Übung: Simulation von Hunger und Sattsein

Um Ihr Regulationssystem zu trainieren, können Sie auch gleich entsprechende Zustände simulieren.

Stellen Sie sich vor, Sie haben Hunger auf eine Erdbeere. Machen Sie sich richtig Appetit darauf, Sie brauchen diese Erdbeere jetzt ganz dringend. Erinnern Sie sich, wie Sie das letzte Mal Hunger auf eine Erdbeere hatten, wie sich das angefühlt hat. Anschließend machen Sie das Gleiche mit Sattsein: „Ich habe genug gegessen, ich bin satt, ich brauche das nicht, weil ich genug davon habe."
Wechseln Sie nun immer zwischen beiden Gefühlszuständen hin und her, bis Sie genau Ihr Hungergefühl vom Sattgefühl unterscheiden können. Das ist Hunger, das ist Sattsein, Hunger, Sattsein, Sattsein, Hunger.

Hunger   Sattsein

Das Gleiche geht auch mit anderen Zuständen wie zum Beispiel:

Wohlbefinden   Schmerz

Ausgeglichenheit   Stress

Nun können Sie sich noch andere Zustände aussuchen und diese zu unterscheiden üben. Üben Sie, was Sie gerade brauchen.

132

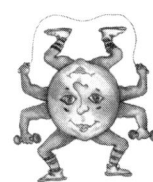

Übung: Hungergefühle und Sattgefühle kennenlernen und trainieren

Auf was bin ich hungrig und wann bin ich satt? Trainieren Sie Ihr Hunger- und Durstgefühl, indem Sie solche Zustände einüben. Das tun Sie einmal, indem Sie, wenn Sie Hunger oder Durst haben, diese Gefühle genau studieren und sich merken. Also bewusst wahrnehmen und beobachten. Sie sollten völlig sicher entscheiden können, worauf Sie Hunger oder Durst haben.

Beispiele:

Aha, jetzt habe ich Hunger auf ...,
weil sich das so und so anfühlt und ich das und das denke.

Nein, ich habe keinen Hunger darauf,
sondern darauf, ich weiß es genau, weil ...

Jetzt habe ich keinen Hunger, weil ...

Jetzt habe ich etwas Appetit darauf,
weil es so gut riecht ...

> *Alles, was man visualisieren kann,*
> *kann man auch materialisieren!*
> Uri Geller

Übung: Hungergefühle trainieren

Die Eskimos kennen 140 Arten von Schnee. Der Europäer höchstens drei. Mit dem Hunger sollte jeder Mensch sich auskennen, denn Nahrungsmittel gibt es viele und Bedürfnisse des Körpers auch.

Erzeugen Sie nacheinander Hunger auf folgende Nahrungsmittel. Anschließend empfinden Sie keinen Hunger darauf und sind satt. Jeweils immer eins nach dem anderen. Achten Sie darauf, was Ihnen besonders leicht fällt und was für Sie schwieriger ist. Daran können Sie erkennen, wie weit Ihre „Tankanzeigen" trainiert sind.

- *Tomaten*
- *Gurke*
- *Apfel*
- *Karotte*
- *Pizza*
- *Hamburger*
- *Sardellen*
- *Kartoffelauflauf*
- *Orangensaft*
- *Kirschen*
- *Pommes frites*
- *Hühnersuppe*
- *Ketchup*

 **Übung:** Spezifische Hunger-
gefühle trainieren

Schreiben Sie hier auf, was Sie immer täglich essen. Gibt es überhaupt etwas, was Sie immer essen? Trainieren Sie hier ebenfalls Ihre Wahrnehmung für Hunger, Durst, Appetit, keinen Hunger oder Sattsein.

Salz ...
Butter ...
Wasser ...
Zucker ...
Käse ...
Brot ...
...

Das hat weitere Vorteile. Sie kennen den alten Spruch: „Gefahr erkannt, Gefahr gebannt." Dies trifft auch in ähnlicher Form hier zu. Vermögen Sie Ihre Gefühle zu erkennen, können Sie sie auch steuern und ändern. Es ist nur Energie.

Vor allem können Sie so in Zukunft auch einkaufen gehen, das heißt, mit Ihren trainierten Gefühlen. Stellen Sie sich in Zukunft im Supermarkt vor das Regal und schmecken Sie in die Lebensmittel dort hinein. Fühlen und spüren Sie, was Sie davon brauchen und was Ihnen gut bekommen wird. Nur das sollte in den Einkaufswagen gelegt werden.

Auch so kann man satt werden

Sie können Ihr Hunger- und Durstgefühl auf die verschiedensten Nahrungsmittel und Dinge trainieren und sich damit sogar helfen und austricksen.

Sobald Sie Hunger auf etwas haben, was Sie nicht essen möchten – also worauf Sie eigentlich keinen Hunger haben dürften –, erzeugen Sie stattdessen das Sattgefühl davon. Ersetzen Sie also Ihr Hungergefühl durch das Sattgefühl. Sie können zum Beispiel denken: „Ich habe in meinem Leben schon genug Pizza gegessen, ich brauche jetzt keine, ich bin satt, mein Körper hat alles, was er braucht."

Am Anfang, wenn Sie so etwas machen, tritt dann wahrscheinlich ein anderes Hungergefühl auf. Dies ist dann wahrscheinlich das eigentliche, richtige Hungergefühl. Am besten steuern Sie Ihre Gedanken direkt so: „Ich brauche keine Pizza, ich bin satt für Pizza, aber ich habe Hunger auf Äpfel, und die sind genau das, was ich jetzt brauche."
Oder, wenn Sie sich sicher sind, dass Sie wirklich genug gegessen haben und es Ihrem Körper an nichts fehlt, dann löschen Sie Ihr Hungergefühl ganz und sind völlig satt. So kann man auch satt werden.

Die gesündeste Turnübung ist
das rechtzeitige Aufstehen vom Esstisch.
Pasetti

Einem Anfänger empfehle ich dieses Austricksen von Gefühlen allerdings nicht, warten Sie, bis Sie sich besser kennen und genau wissen, wie weit Sie den eigenen Körper umtrainieren können, ohne ihm zu schaden.

Wenn Sie auf den Schienen vor einem entgegenkommenden Zug stehen, der mit großer Geschwindigkeit auf Sie zufährt, können Sie auch nicht einfach sagen, da käme kein Zug, da wäre nichts. Bitte seien Sie hier sehr vorsichtig und ehrlich zu sich. Ablenken, Betäuben und Verstecken beseitigen Ihre Probleme nicht.

Es gibt Menschen, die über Jahre so gut wie gar nichts zu sich nehmen. Yogis, die Glasflaschen essen können. Aber dies braucht auch sehr viel Übung und Kenntnisse, und das ganze Lebensumfeld muss dabei stimmen.

Ich kenne mittlerweile viele Menschen, die gar nichts mehr essen und nur noch von Energie oder der sogenannten Lichtnahrung leben. Sie essen seit mehreren Jahren nichts mehr und trinken nur Wasser und Tee. Sie sind genauso gesund und aktiv wie Menschen die täglich Nahrung zu sich nehmen und sehen auch so aus.
Allerdings empfehle ich Ihnen, das nicht gleich auszuprobieren, denn es erfordert einiges an Wissen und Körpererfahrung. Wenn Sie so etwas tun möchten, nämlich gar nichts mehr zu essen, empfehle ich Ihnen, sich wirklich ausführlich mit dem Thema zu beschäftigen und sich zu informieren. Jahre der Schonkost oder Rohkost und viel Bewusstsein diesbezüglich gehen solchen Lebensabschnitten voraus.

Was Sie allerdings sehr gut machen können, ist, die gegessene Menge gedanklich verändern. Sie erinnern sich: Ein Bleistift kann kurz oder lang sein. Ein Teller kann halb voll oder halb leer sein, je nach Ansicht. Sie brauchen gar nicht so viel zu essen. Wenn Sie richtig und intensiv essen, wird eine Erdbeere, die Sie genüsslich verspeisen, so wirken, als wären es 20 Stück. Wenn Sie allerdings denken, eine Erdbeere sei zu wenig für Sie, dann wird das nicht klappen. Umgekehrt natürlich genauso. Denken Sie, eine Erdbeere sei viel zu viel, dann wird es auch so werden.

Wenn Sie wirklich weniger essen möchten und Ihren Hunger bewusst übergehen, dann empfehle ich Ihnen, trotzdem Gemüsesäfte zu trinken. Trinken Sie davon, so viel Sie wollen, damit Ihr Körper funktionsfähig bleibt und auch die nötige Kraft hat, die ganze Entgiftungsprozedur durchzustehen. Dadurch werden Ihre Zellen auch gleich mit gesunden Stoffen aufgebaut und gewöhnen sich daran. Hören Sie dann mit Ihrer Diät auf, werden Sie automatisch mehr Appetit auf so etwas haben und der Heißhunger auf etwas „Ungesundes" bleibt aus.

Gesundheit kann man nicht kaufen.
Man muss sich täglich neu um sie bemühen
und mit einer gesunden Lebensweise für ihre
dauerhafte Erhaltung sorgen.
Sebastian Kneipp

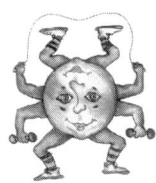

Übung: Trainieren Sie, falls Sie eine Diät machen

- *Ich habe genug gegessen.*
- *Ich esse genau das Richtige für mich.*
- *Mein Essen bekommt mir gut, es stärkt meinen Stoffwechsel, meine Organe und Muskeln.*
- *Ich nehme immer mehr ab, weil meine Nahrung für einen gesunden Körperbau verwendet wird.*
- *Was ich esse, genügt mir vollständig.*
- *Mein Essen macht mich schön und vital.*

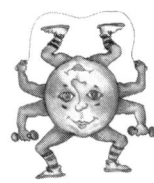

Übung: Trainieren Sie, falls Sie Gewichtsprobleme haben

- *Ich esse genau das Richtige in der richtigen Menge.*
- *Es ist gut für mich, was ich esse.*
- *Wenn ich etwas esse, wird es gleich vollständig verbrannt und verwertet für einen gesunden und straffen Körper.*
- *Ich esse immer nur, was ich wirklich brauche.*
- *Ich ernähre mich perfekt.*

 **Übung:** Gedanken beim Essen

Was denken Sie über sich bei, vor oder nach dem Essen?

Ich esse zu viel ...
Ich esse schlecht ...
Ich platze vom vielen Essen ...
Ich esse ungesund ...
Ich bin ein Versager ...
Ich bin vollgefressen ...
Ich kann nicht mehr ...
...

 **Übung:** Essensgedanken umformulieren

Entwickeln Sie hier für Ihre Aussagen entsprechend gesündere Formulierungen für sich:

Ich esse genau richtig ...
Ich esse Gutes für mich ...
Ich bin angenehm satt ...
Ich ernähre mich immer besser und gesünder ...
Mir gelingt alles immer besser ...
Ich bin angenehm satt ...
Ich bin jetzt fit ...

140

Was denken Sie eigentlich über Ihr Essen?

Jetzt noch etwas absolut Wichtiges. Was denken Sie eigentlich über Ihr Essen?

Noch größere Macht und Einfluss haben solche Gedanken auf uns, die wir aufessen beziehungsweise mitessen. Mit der Sichtweise über die Essensmenge haben Sie schon experimentiert. Aber wie ist Ihre Grundhaltung zu Ihrem Essen. Was denken Sie über Ihre Nahrungsmittel?

Schokolade macht krank!
Tomaten sind gesund!

Stimmt das?

Wenn Sie etwas „Gesundes" essen und es Ihnen absolut nicht schmeckt – Sie haben vielleicht sogar einen Widerwillen, es zu essen, und bekommen schon vorher eine Gänsehaut –, dann sollten Sie es lieber nicht essen. Nur weil etwas von der Allgemeinheit als gesundes Nahrungsmittel angesehen wird, braucht es noch lange nicht für Sie gerade jetzt gesund zu sein. Oder warum soll Schokolade schlecht sein? Wenn eine Gurke heute Morgen gesund für Sie ist, kann sie heute Abend vielleicht schon schlecht für Sie sein. Das hängt von Ihrem Zustand, Ihrer momentanen Situation und von dem ab, was Sie vorher schon alles gegessen und getan haben.

Wenn Sie etwas essen, obwohl Sie es nicht mögen und es eklig aussieht, wird Ihr Körper dem genauso widerwillig gegenüberstehen und es daher nicht richtig verarbeiten und aufnehmen können.

Es gibt dann zwei Möglichkeiten. Die erste ist, Sie überzeugen sich wirklich innerlich, dass das ja doch gar nicht so schlecht ist. Warum soll die Karotte nicht schmecken? Stellen Sie sich vor, wie lecker sie ist, wie Ihnen das Wasser im Mund zusammenläuft und die ganzen Nährstoffe Ihnen Kraft geben, Sie gesund und schlank machen. Wenn Sie das schaffen, ich meine, wirklich schaffen, und überzeugt davon sind, dann wird Ihnen auch die Möhre schmecken und Sie vitalisieren. Die andere Möglichkeit ist, einfach nicht zu essen, was Sie nicht essen wollen. Es gibt noch so viele andere Dinge zum Essen.

Nun zur Schokolade: So schlecht ist Schokolade gar nicht. Aber wenn Sie denken, Schokolade mache dick und sei ungesund, dann hört Ihr Körper auf Sie und es wird genau so passieren. Wenn Sie meinen, dass Kuchen dick macht, und Sie essen dann ein Stück davon, ist das schon nicht gut.

Warum essen Sie etwas, wenn Sie überzeugt davon sind, dass es schlecht für Sie ist und es Sie krank macht?

Richtig über sein Essen denken ist wichtig!

Übung: Gedanken über Nahrung

Was denken Sie über Ihr Essen?

Essen macht dick ...
Äpfel sind gesund ...
Schokolade macht krank ...
Gurken machen schlank ...
Kuchen ist schlecht ...
...

Übung: Gedanken über Nahrung korrigieren

Warum soll das so sein? Wieso soll Schokolade krank machen und Kuchen dick?

Kreuzen Sie jetzt die Punkte an, die Sie mit *negativ*, *ungesund*, *krank machend* verbinden. Schokolade ist ungesund, macht dick, schlechte Zähne und so weiter.

Los geht es ...

Kuchen macht nur dick, wenn man zu viel davon isst, das kann Ihnen auch bei Äpfeln so ergehen, wenn Sie zu viel davon essen.

143

Die meisten Begriffe von Nahrungsmitteln sind schon in *gut* und *schlecht, gesund* und *ungesund* eingeteilt. Aber das kann man so global überhaupt nicht sagen, es kommt immer auf die Person und die Situation an.

Wenn Sie jetzt denken: „Pralinen machen dick und krank", dann werden Sie auf Dauer davon auch dick und krank werden.

Keine Diät kann Ihnen helfen, wenn Ihre Gedanken nicht entsprechend eingestellt sind und Sie nicht überzeugt von dem Gelingen sind. Wenn Sie wirklich denken: „Schokolade ist gut für mich, sie bekommt mir", dann werden Sie sie so essen, wie Ihr Körper sie braucht. Dann wird Ihr Körper genau diese Schokolade in dem Moment brauchen. Sie wird Ihnen gut schmecken und bekommen, in dem Moment sogar besser als das beste vegetarische Gesundheitsmenü. Aber passen Sie auf, das kann auch genauso gut andersherum sein. Seien Sie ehrlich zu sich, hören Sie auf sich und arbeiten Sie mit den eigenen Gedanken und verbessern Sie alles ständig. Ihr Körper ist außerdem auch gar nicht so anspruchsvoll, wie Sie vielleicht denken, er kann so gut wie alles verwerten. Schauen Sie sich nur einmal an, was die Leute in anderen Ländern teilweise essen – und sie bleiben trotzdem gesund.

Natürlich wirkt die Schokolade ganz anders auf Sie als ein Stück Gurke. Sie sollten natürliche Nahrungsmittel bevorzugen und hergestellte Lebensmittel lieber vermeiden. Aber nur, weil Sie einmal Schokolade essen, werden Sie nicht krank oder dick davon. Ihr Körper hat ein gutes Immunsystem und ein gutes Ausscheidungssystem. Alles, was er aufnimmt und nicht benötigt, wird an die Außenwelt zurückgegeben. Denken Sie an die vielen Umweltgifte und Krankheitserreger, die Sie täglich aufnehmen. Ihr Körper wird mit allen diesen Giften und Stoffen fertig, und Sie merken kaum etwas davon. Beobachten Sie die Wirkung der Nahrungsmittel, die Sie aufnehmen, und entscheiden Sie selbst, was Ihnen bekommt. Finden Sie das Richtige für sich. Es gibt allgemeingültige Rezepte und Ratschläge, die Ihnen sehr gut helfen können, aber nur Sie können selbst am besten wahrnehmen und entscheiden, was gerade jetzt gut für Sie ist.

Finden Sie die positiven Seiten von den Nahrungsmitteln, die Sie essen.

Sie können zum Beispiel denken: „Schokolade ist gut für die Gehirnzellen, sie hat viele nützliche Eiweiße für den Aufbau meines Körpers." Dann wird Ihr Körper auch die Schokolade dafür verwenden. Natürlich gilt hier auch wieder die Regel: Beachten Sie die Grenzen der eigenen Leistungsfähigkeit. Ihr Körper kann nicht zehn Kilo Schokolade am Tag für Ihre Gehirnleistung umsetzen. Außerdem müssen Sie wirklich der Meinung sein und für sich auch begründen können, dass diese Schokolade Sie nicht krank macht. Dies tut sie ja eigentlich auch gar nicht. Doch warum denken Sie es dann eigentlich?

Achten Sie bei allem, was Sie essen, auf Ihre Gedanken. Essen Sie nichts, wenn Sie nicht wirklich überzeugt davon sind, dass das, was Sie essen, gut für Sie ist und Sie es jetzt brauchen. Wenn Sie irgendwelche Zweifel haben, denken, das schade Ihnen, oder Sie wollen nur etwas essen, weil die gute Sitte es verlangt, dann essen Sie nicht. Das schlechte Gewissen und die Schuldgefühle anschließend belasten Ihren Körper viel mehr als die eigentliche Mahlzeit.

Seien Sie in dieser Beziehung konsequent. Gelingt Ihnen das, haben Sie schon das Schwierigste geschafft, und der Rest kommt ganz von selbst.

 ## Übung: Positives über Nahrungsmittel

Schreiben Sie hier nur Positives über Ihr Essen auf. Es wäre gut, wenn Sie gleich mehrere positive Punkte über ein Lebensmittel fänden.

Ich esse das, weil ...
Das Nahrungsmittel ist gut für ...

Folgendes sollte klar sein: Wenn Sie nichts Positives zu einem Nahrungsmittel finden, dürfen Sie es auch nicht essen.

Selbstüberwindung
ist das Gesetz unseres Daseins.
Mahatma Gandhi

Essen Sie für jemanden oder für etwas?

„Ein Löffelchen für Papa, ein Löffelchen für Mama, ein Löffelchen für Oma ..."

Wann bekommen Sie selbst eigentlich etwas zu essen?

Wenn Sie gedanklich etwas für andere essen, wird ein Teil dieser Energie auch dorthin gehen und Ihnen fehlen. Gerade diese Energie ist aber wichtiger für Sie als die feste Nahrung. Denken Sie an sich beim Essen, wie Ihr Essen Ihnen gut tut, auf Sie wirkt. Stellen Sie sich bei Ihrer Mahlzeit absichtlich vor, wie Sie bei Ihnen wirken soll. Sonst nehmen Sie nur das Nahrungsmittel auf, und Ihr Körper lagert es an, weil er nicht weiß, was er damit anfangen soll.

Sie können auch essen, um abzunehmen. Stellen Sie sich vor, wie der eigene Körper arbeiten muss, um das Essen zu verdauen, wie Magen und Darm sich anstrengen und Energie verbrauchen, um alle Nährstoffe und Vitalstoffe, die Sie benötigen, aufzunehmen und alles, was Sie nicht wollen, sofort abzugeben. Oder essen Sie für Ihren dicken Bauch, damit er noch dicker wird? Wenn Sie beim Essen nur denken, dass Sie davon dick werden, an Ihre Probleme und Schmerzen denken, werden diese davon noch gestärkt. Denken Sie an die Punkte, die Sie unterstützen, ernähren und stärken wollen. Essen Sie für sich, für Ihre Ziele.

 **Übung:** Mein Essen ist gut für …

Notieren Sie hier, für was Ihre nächste Mahlzeit gut sein soll.

Ich esse für meine Gesundheit …
Ich esse die Gurke für meine schlanke Taille …
Ich esse den Pfirsich für mehr Energie und Tatkraft …

Was denken oder reden Sie so alles beim Essen?

Was Sie beim Essen denken oder fühlen über irgendwelche Probleme oder Sorgen, wird besonders gut aufgenommen. Es wird mit hinuntergeschluckt oder einfach schneller geschluckt.

Haben Sie sich schon einmal gefragt, warum bei einem guten Essen so gerne Geschäftsverträge abgeschlossen werden? Die Meinungen oder Wünsche der Vertragspartner werden viel schneller geschluckt und akzeptiert.

Reden Sie beim Essen möglichst nicht über irgendwelche Sorgen, Probleme oder Krankheiten, weder von den eigenen noch von denen anderer. Sie essen sonst dieses Essen dafür. Solche Dinge werden von Ihnen mit aufgenommen, „geschluckt" und damit schneller verstärkt.

Natürlich können Sie auch anders denken, dass Ihr Magen diese Sorgen gut verdaut und auflöst, aber das ist erst zu empfehlen, wenn Sie viel Praxis und Wissen haben.

Reden Sie beim Essen lieber möglichst wenig – und wenn doch, dann lieber über Ihre Zukunft, Ihre Pläne und Wünsche. Dann werden diese „genährt" und unterstützt.

Auch mit bestimmten Redensarten, von denen im Folgenden beispielhaft einige genannt werden, sollten Sie vorsichtig umgehen:

- „das schlägt mir auf den Magen",
- „was ist mir über die Leber gelaufen",
- „mir läuft die Galle über",
- „ich habe immer zu viel hinuntergeschluckt",
- „ich fresse alle Probleme in mich hinein"
- „sich an etwas festbeißen"
- „mein Magen dreht durch",
- „mir dreht sich der Magen um",
- „mir wird übel, wenn ich das höre",
- „das kotzt mich an"
- „ich bin sauer"

Es wurde nämlich entdeckt, dass das menschliche Gehirn nicht unterscheiden kann zwischen echten Tiefschlägen in den Magen oder emotionalen Tiefschlägen, die einem durch Ereignisse versetzt werden. Beides wird vom Körper auf die gleiche Weise empfunden, und er leidet.

 **Übung:** Verdauungsorgane und Emotionen

Notieren Sie hier bitte alle Redensarten, die Ihnen einfallen, bei denen die Verdauungsorgane oder das Essen für Emotionen wie Ärger oder Stress herhalten müssen. Jede derartige Verbindung schlägt sich energetisch direkt auf dem betroffenen Organ nieder.

Los geht es ...

...

Es gibt sehr viele Zusammenhänge zwischen Krankheiten und emotionalen Eigenschaften oder Zuständen. Gerade Magengeschwüre sind in der Medizin dafür bekannt. Aber auch in allen anderen Bereichen gibt es solche Verbindungen zwischen organischen Symptomen und Gemütszuständen.

Viele Redensarten haben einen tieferen Sinn – und meistens recht. Achten Sie auf die Bedeutung, wenn Sie solche Dinge sagen. Spüren Sie die Veränderungen in sich, die dieser Satz auslöst oder die diesen Satz ausgelöst haben. Sie können in allen Bereichen Ihren Organen sehr helfen, wenn Sie auf Ihre Gedanken, Emotionen und Redensweisen achten und sie entsprechend korrigieren.

Es gibt auch andere Möglichkeiten, seinen Zustand zu beschreiben. Wählen Sie gesunde Aussagen und Redensarten und schlagen Sie dabei zwei Fliegen mit einer Klappe.

Anstatt zu sagen: „Ich bin sauer auf dich", können Sie sagen: „Es hätte mir besser gefallen, wenn du das so gemacht hättest." Jetzt ärgern Sie sich nicht mehr so sehr, erklären dem anderen gleichzeitig, was Ihnen lieber gewesen wäre, bleiben zu sich und zu Ihrem Gegenüber freundlich – und Ihre Organe werden nicht mit einbezogen. Sogar noch besser ist, wenn Sie sagen: „Das nächste Mal mache diese Sache doch bitte so, das wäre gut für ..." So betreiben Sie Schadensbegrenzung und empfinden die Angelegenheit für sich nicht mehr so extrem. Es ist ja sowieso vorbei, warum sich jetzt nachträglich ärgern? Es ist besser, wenn alle Beteiligten das nächste Mal achtsamer sind. Hinterher ärgern bringt niemandem etwas ein und macht die Sache auch nicht mehr ungeschehen. Nun können Sie sofort loslegen, um die Angelegenheit doch noch nach den eigenen Wünschen zu verändern.

Übung: „Sauer sein" umwandeln

Schreiben Sie jetzt einige Lebenssituationen auf, in denen Sie „sauer" geworden sind und formulieren (wandeln!) Sie diese Situationen um.

Wenn Sie sauer sind, schaden Sie nur sich selbst. Ihr Körper kommt wirklich in ein saures Milieu, in dem viele Organe nicht mehr gut arbeiten können. Viele Menschen klagen über Säure im Körper und nehmen Salzwickel für Ihre gestauten Beine. Sie sollten sich lieber weniger aufregen und weniger sauer sein – dies würde mehr helfen.

Wer ist hier zu dick?

Warum finden Sie sich überhaupt zu dick oder denken, dass Ihr Problem schlimm ist? Wer bestimmt, was dick oder dünn ist? „Dick" und „dünn" sind doch nur globale Oberbegriffe.

Wer legt fest, ab wann man dick ist? Wo fängt „dick" an, wo hört es auf? Wollen Sie abnehmen wegen der anderen oder weil Sie sich unwohl fühlen?

Übung: Dick und dünn

Was bedeuten Ihnen die Wörter „dick" und „dünn"? Welche Bilder sehen Sie dahinter?

dick ...
dünn ...

Ändern Sie die eigene Meinung über diese Wörter. Das Wort „dick" sollte nicht „negativ" mit Bildern und Gefühlen besetzt sein. Verbinden Sie dieses Wort nicht mit Bildern von sich selbst, sonst werden Sie immer das „dicke Bild" von sich im Sinn haben, wenn irgendjemand dieses Wort gebraucht. Sie sollten „dick" genauso normal empfinden und gebrauchen wie Tisch oder Stuhl. Sie kennen bestimmt die Redensart „mit jemandem durch dick und dünn gehen".

Ausreden

Ausreden, Entschuldigungen, Ablenkungen, weil Sie irgendetwas nicht gemacht haben, was Sie eigentlich tun wollten oder sich vorgenommen haben zu tun, gewöhnen Sie sich am besten gleich ab.

Beispiel:
„Ich kann keinen Sport machen, weil ich zu dick bin, und ich bin zu dick, weil ich keinen Sport machen kann." Dann drehen Sie sich im Kreis: „Ich bin so, weil ich so bin, und weil ich so bin, bin ich so."

Das ist ein Teufelskreis, in den man sich verrennt, wenn man ständig nach Ausreden sucht – und Ausreden findet man immer und wenn es das dreihundertste Vorleben auf Wolke eintausendsiebenundzwanzig väterlicherseits war.

Entweder tun Sie es oder Sie tun es nicht. Sie leben jetzt, und jetzt können Sie etwas verändern und bewirken.

Wenn Sie etwas nicht tun, machen Sie für sich einen Plan, wann Sie es tun wollen und tun es dann auch, aber belasten Sie Ihren Kopf nicht ständig mit einem schlechten Gewissen. Solche Gedanken sind keineswegs förderlich.

Der innere Kampf und Zwiespalt mit sich selbst kostet am meisten Gesundheit und Vitalität. Viel Zeit und Gedankenkraft gehen dabei verloren, die Sie für etwas Besseres einsetzen können.

Schuld

Jetzt werden Sie vielleicht denken: „Bevor das passiert ist, da hatte ich einen Job, eine Aufgabe, da war ich jemand ..." Schuldgefühle und ein schlechtes Gewissen sich selbst gegenüber helfen Ihnen im Moment nicht weiter. Auch andere Menschen dafür zu beschuldigen, dass Sie jetzt in dieser Situation sind, bringt Ihnen nichts mehr ein. Sie vergeuden nur die eigene kostbare Zeit damit, anderen oder sich Vorwürfe zu machen und zu grübeln. Schuld sind sowieso immer alle Beteiligten, und das ist dann die ganze Welt. Da jeder allerdings aus bestem Wissen und Gewissen gehandelt hat, gibt es gar keinen Schuldigen.

Zu streiten und sich zu ärgern kostet eine ganze Menge Kraft und schafft nur noch mehr Krankheit. Das ist viel Energie, die Sie besser für Ihre Heilung einsetzen sollten.

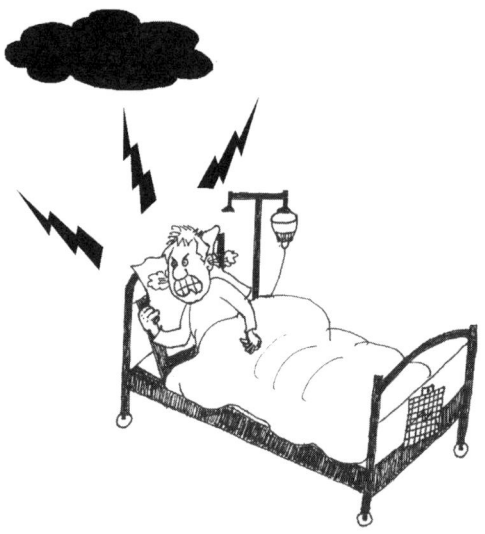

Es geht jetzt um Ihr Leben, was nützt es Ihnen, wenn sich am Ende herausstellt, dass Sie nicht schuld an dem Autounfall waren. Sie liegen trotzdem danieder und müssen aus dieser Situation heraus, niemand kann das für Sie tun, selbst wenn er wirklich dafür verantwortlich sein sollte. Freuen Sie sich lieber über jede Hilfe, die Sie bekommen können, um ihre Umstände zu verbessern. Zwingen Sie niemanden dazu. Was bringt Ihnen eine erzwungene Hilfe? Diese ganzen Emotionen, Ärger, Stress und Schuld sind eine große Belastung für Ihr Immun- und für Ihr Herz-Kreislauf-System. Viele Leute bekommen einen Herzinfarkt, weil sie Stress haben oder sich ärgern. Gedanken und Emotionen haben eine viel größere Wirkung und einen viel stärkeren Einfluss auf Sie, als Sie im Moment vielleicht glauben. Achten Sie darauf, beobachten Sie sich und andere. Wenn man einen Schuldigen sucht, dann landet man sowieso wieder bei Adam und Eva. Sie leben im Jetzt, und nur im Jetzt können Sie alles verändern.

Übung: Schuldvorwürfe finden

Notieren Sie bitte, wen Sie für schuldig halten an Ihrem Problem. Es sind meistens mehrere Umstände und Personen. Sie können sich auch selbst aufschreiben.

Schuld an meiner Krankheit sind:

Ich bin ganz allein schuld ...
Schuld ist der andere ...

Schuld hat mein Chef ...
Schuld war der Stress ...
Schuld hatte das Essen ...
...

Übung: Schuld vergeben

Befreien Sie sich und die anderen aus der Schuld und somit aus den negativen Energien, indem Sie sich selbst und den anderen vergeben und verzeihen.

Ich vergebe dir für ...
Ich verzeihe mir, dass ...

Das bedeutet nicht, dass Sie nicht Ihr Geld fordern sollten, wenn Ihnen jemand die Vorfahrt genommen und Ihr Auto beschädigt hat. Nein, das nicht, aber Sie können ihm verzeihen und denken: „Er ist ein Anfänger, er wusste es nicht besser, in Zukunft wird er besser aufpassen, auch wenn er das vielleicht mir gegenüber nicht zugeben will. Er bekommt seine Lektionen dafür von der geistigen Welt. Ich kümmere mich jetzt um meine Heilung und Besserung der Situation."

Keine Entschuldigungen!
Besser machen!

Das schlechte Gewissen

Meistens aber, wenn man Probleme hat, wird man von der ganzen Welt mit guten Ratschlägen und Meinungen geradezu überschüttet.

Viele dieser Ratschläge sind sehr hilfreich, man kann sie gut gebrauchen und freut sich darüber. Nur irgendwann häufen sich die Ratschläge und werden immer mehr, viele davon kann man im Moment nicht gebrauchen oder umsetzen, einiges hört man dann schon zum zehnten Mal. Ein Müllberg von unerfüllten Wünschen und Aufträgen sammelt sich, und das schlechte Gewissen schleicht sich ein. Dies ist eine Stauungsenergie, die bremst und unbeweglich macht. Wir haben schon darüber gesprochen:

… ich müsste das und das noch machen,
… das und das noch ausprobieren, jenes tun,
… das soll mir helfen,
… und dieses soll mir auch helfen,
… dahin soll ich gehen, dorthin zur Therapie,
… und dort soll ich das machen …

Alles das soll ich jetzt machen?
Ich habe aber nur das und das gemacht!

Dann kommen solche Gedanken, die immer mehr werden:
„Jetzt habe ich nicht genug getan, jetzt werde ich nicht gesund."

Übung: Das Gewissen klären

Eine ähnliche Übung hatten wir schon ganz am Anfang, wo es um zu viele Pläne und Wünsche ging. Schreiben Sie nun bitte alle Punkte auf, die Ihr Gewissen belasten.

Anschließend sortieren Sie die Punkte aus, streichen, denken um oder tun gleich etwas, um Ihr Gewissen zu beruhigen. Ihr Gewissen kann auch aufgebracht sein durch Ihr Fehlverhalten einem anderen Menschen gegenüber oder in Bezug auf eine Arbeit. Dies gehört alles dazu. Wenn Sie keine Lösung wissen, arbeiten Sie mit Affirmationen oder Energien wie Liebe und Dankbarkeit.

Ich muss ...
Ich soll ...
Ich habe ...
Ich habe zu wenig ...
Ich habe nicht ...
Ich hätte ...
Ich wollte ...
...

Für jeden kommt der Zeitpunkt,
an dem er von seinem
Gewissen eingeholt wird.
Federico Fellini

Manchmal sind viele Menschen, die einem diese Ratschläge geben, auch so sehr davon überzeugt, dass sie einem sogar drohen, wenn man jenes Gute nicht für sich tun will. „Na, du wirst ja sehen wie schlecht es dir geht, wenn du meinen Ratschlag nicht befolgst", wird gesagt. Dann wird das schlechte Gewissen noch größer, und die Angst wächst. Man überfordert sich vielleicht und erreicht genau das Gegenteil. Also, bleiben Sie ruhig, Sie tun ja, was Sie können. Wenn andere eben dieser Meinung sind, dann ist das eben deren Meinung und nur deren Meinung. Sie entscheiden letztendlich für sich. Hören Sie sich alles an, aber wenn Sie sich entscheiden, dann mit der Gewissheit, für sich im Moment das Beste getan und entschieden zu haben. Wer behauptet, Sie würden kränker, wenn Sie nicht befolgen, was er Ihnen rät, hilft Ihnen nicht, im Gegenteil.

Sie müssen zufrieden sein, Ihnen muss es besser gehen. Sie spüren und sehen als Erster, was Ihnen hilft, also können Sie auch am besten für sich entscheiden und bestimmen. Außerdem sind Sie der Einzige, der das richtig kann, denn Sie sind es, der Beschwerden hat und der letzten Endes auch diese Beschwerden heilt. Machen Sie nur so viele Pläne, wie Sie auch umsetzen können.

Zu viele unerfüllte Wünsche belasten das Nervensystem. Wie ein Computer, der zu viele Eingaben bekommt und überfordert ist, weil die Sachen nicht rechtzeitig abgearbeitet werden. Was sind Ihre Ziele und was haben Sie dafür getan? Machen Sie sich am besten eine Liste. Machen Sie täglich eine Revision, am besten abends, und planen Sie abends für den nächsten Tag.

Übung: Mein Problem

Notieren Sie hier die aktuellen Probleme, die Sie lösen möchten, und die Ziele, die Sie erreichen wollen. Ein Problem ist übrigens nichts anderes als eine Aufgabe.

Mein Problem ist ...
Meine Aufgabe ist ...

Übung: Mein Problem ist in Arbeit

Schreiben Sie jetzt auf, was Sie bereits zur Lösung des Problems getan haben, und loben Sie sich dafür.

Für diese Aufgabe habe ich getan ...
...

Fragen Sie sich, warum Sie für ein anderes Ziel nichts unternommen haben. Ist das Ziel überhaupt noch wichtig? – „Warum wollte ich das überhaupt machen? Wollte ich es gar nicht, hat mich jemand überredet?" – Streichen Sie alles, was Sie nach reiflicher Überlegung streichen können.

Zu dem, was dann noch übrig bleibt, überlegen Sie, ob Sie jetzt sofort noch irgendetwas dafür tun können, wenn ja, dann tun Sie es sofort. Wollen und können Sie den Rest auch morgen erledigen? Aber Vorsicht, verschieben Sie nicht zu

160

viel auf morgen und auch nur dann, wenn Sie sicher sind, es morgen auch wirklich zu tun. Sonst sammelt sich für morgen wieder zu viel „Müll" an. Dadurch, dass Sie jetzt über Ihre Probleme und deren Lösung, über Ihre Ziele und Wünsche nachdenken, haben Sie auch schon etwas dafür getan.

Übung: Die Problemlösung

Was müssen Sie noch tun? Schreiben Sie das bitte auf und auch, wann genau Sie dies tun werden.

Morgen früh muss ich noch das tun ...
Jetzt gleich muss noch jenes getan werden ...
Ich muss warten bis nächste Woche, bis zum Termin ...

So, bis zu diesen festgelegten Zeiten und Terminen hat Ihr Unterbewusstsein Ruhe, und Ihre Gedanken brauchen sich nicht mehr damit zu beschäftigen. Wenn Sie zu der angegebenen Zeit allerdings nicht das tun, was Sie sich vorgenommen haben, bekommen Sie neue Probleme.
Gehen Sie beruhigt schlafen. Freuen Sie sich an dem, was Sie heute alles erreicht haben, und darauf, was für ein schöner Tag morgen sein wird.

Wenn Sie an Ihren Tag zurückdenken, sollten Sie sagen: „Das war ein guter Tag, ich habe viel getan, das habe ich alles erreicht und dieses hat sich verbessert. Ich habe heute alles gemacht, was ich tun konnte, ich bin zufrieden mit mir."

Ängste und Sorgen

Wenn ich das und das nicht mache, dann werde ich dick bleiben. Ängste und Sorgen entstehen durch solche Gedanken und Selbstzweifel. Diese Gefühle sind richtige Magnete, die solche Energien anziehen, vor denen man Angst hat. Sie sind wie ein Saugrohr, das Ihnen das bringt, woran Sie in Panik denken, nämlich an Ihr Problem.

Übung: Ängste überwinden

Nehmen Sie sich Zeit und finden Sie die Lebenssituationen, in denen Sie Ängste haben. Lösen Sie diese mit den Übungen auf, die wir bis jetzt gemacht haben. Denken Sie um und verändern Ihre Lebenseinstellung dazu!

Ich fürchte mich davor, in den Spiegel zu schauen ...
Ich habe Angst vor der Zukunft ...
Ich habe Angst davor, die Übung nicht durchzuhalten ...
Ich habe Angst, nicht gut genug zu sein ...
Ich habe Angst, alles falsch zu machen ...
Ich habe Angst vor der Krankheit ...
Ich habe Angst, dass es mir genauso ergeht wie ...
...

Angst ist die größte Krankheit.
Sathya Sai Baba

Angst vor negativen Gedanken

Wenn man sich in der spirituellen Entwicklung befindet, kommt so etwas meistens auf: Man hat Angst vor den negativen Gedanken der anderen Menschen, hat Angst davor, manipuliert und krank gemacht zu werden durch die Gedankenkraft von Dritten.

Sie brauchen keine Angst davor zu haben. Jeder wird ständig von Tausenden Gedanken beeinflusst. Die Welt denkt über die Deutschen, die Frauen, die Männer, die Autofahrer … Das sind alles Gedanken, die Sie ständig belasten, allerdings stört Sie das überhaupt nicht. Und was für den einen ein negativer Gedanke ist, ist für den anderen vielleicht eine positive Kraft. Es kommt auf die Sichtweise an.

Der Einzige, der Sie wirklich manipulieren kann, sind Sie selbst, indem Sie solche Gedanken als wirksam deklarieren und Angst davor haben.

Solange Sie im Lichte sind, das Gute und Gesunde leben und ausstrahlen, wird Sie nichts anderes erreichen. Die Medienmaschinerie hat nur gewonnen, wenn Sie sich über ein Thema aufregen und mitschimpfen. Wenn Sie sich ärgern über die Blödheit anderer, sind Sie selbst so.

So ist das auch mit den Gedanken anderer: Begeben Sie sich auf das niedrigere Niveau und machen mit, indem Sie schimpfen, Angst haben oder böse sind, werden Sie mit diesen Energien konfrontiert. Allerdings werden Sie auch in diesem Fall kaum von den fremden Energien beeinflusst, sondern von den eigenen, die Sie dann aussenden.

Außerdem haben Sie immer noch andere Gedanken und Ihren Lebenswillen. Der ist immer stärker als ein dahergedachter Gedanke eines anderen.

Gibt man anderen Personen allerdings Macht über sich, muss man aufpassen. Das können beispielsweise Ärzte sein, denen man blind vertraut, oder Familienangehörige.

Ich werde immer wieder mit Menschen konfrontiert, denen gesagt wurde: „Ihnen kann keiner mehr helfen, Sie sind ein hoffnungsloser Fall." Wenn der Betreffende der Person, die das geäußert hat, seine Eigenverantwortung und Macht abgegeben hat und ihr glaubt, wird dies auf jeden Fall so kommen. Wenn Sie sagen: „Das ist nur eine Meinung eines Einzelnen oder einer Personengruppe, es gibt noch andere Meinungen", dann haben Sie sich davon befreit.

Es gibt nichts,
vor dem du dich fürchten musst,
außer vor der Angst selbst.

Umgang mit Freunden und Bekannten

Wenn man nicht mehr so kann, wie es die Leute vorher gewohnt waren, erkennt man seine wahren Freunde. Das sind nämlich die, die jetzt noch übrig bleiben. Das sind die, die zu einem halten, einem helfen oder einen besuchen kommen, wenn man krank ist, und die einen motivieren.

Trauern Sie nicht um die anderen, die Sie nicht besuchen, das waren keine echten Freunde – und ein Kontakt zu ihnen hätte Ihnen nicht viel geholfen. Schimpfen Sie auch nicht auf die, die Sie nicht so oft besuchen, wenn Sie zum Beispiel im Bett liegen. Das Leben da draußen geht weiter, für Sie mag eine Woche wie ein Jahr sein, da draußen verrinnt die Zeit im Nu, und niemand merkt, wie schnell eine Woche vorbei ist. Wer noch nie selbst in einer solchen Situation war und sich nicht so viele Gedanken macht, wird wohl kaum verstehen, wie das für Sie ist. Haben Sie Verständnis, und versuchen Sie, Ihre Lage und Langeweile zu erklären. Ihre Freunde werden Ihnen dankbar sein.

Wenn es zum Beispiel um einen Krankenbesuch geht: Da gibt es den Besuch von Familienmitgliedern und Freunden, der Ihnen hilft und Sie aufbaut. Über den brauche ich nicht viel zu schreiben.

Wichtiger ist, was Sie mit den Leuten anfangen, die Sie belasten und Sie aufregen.

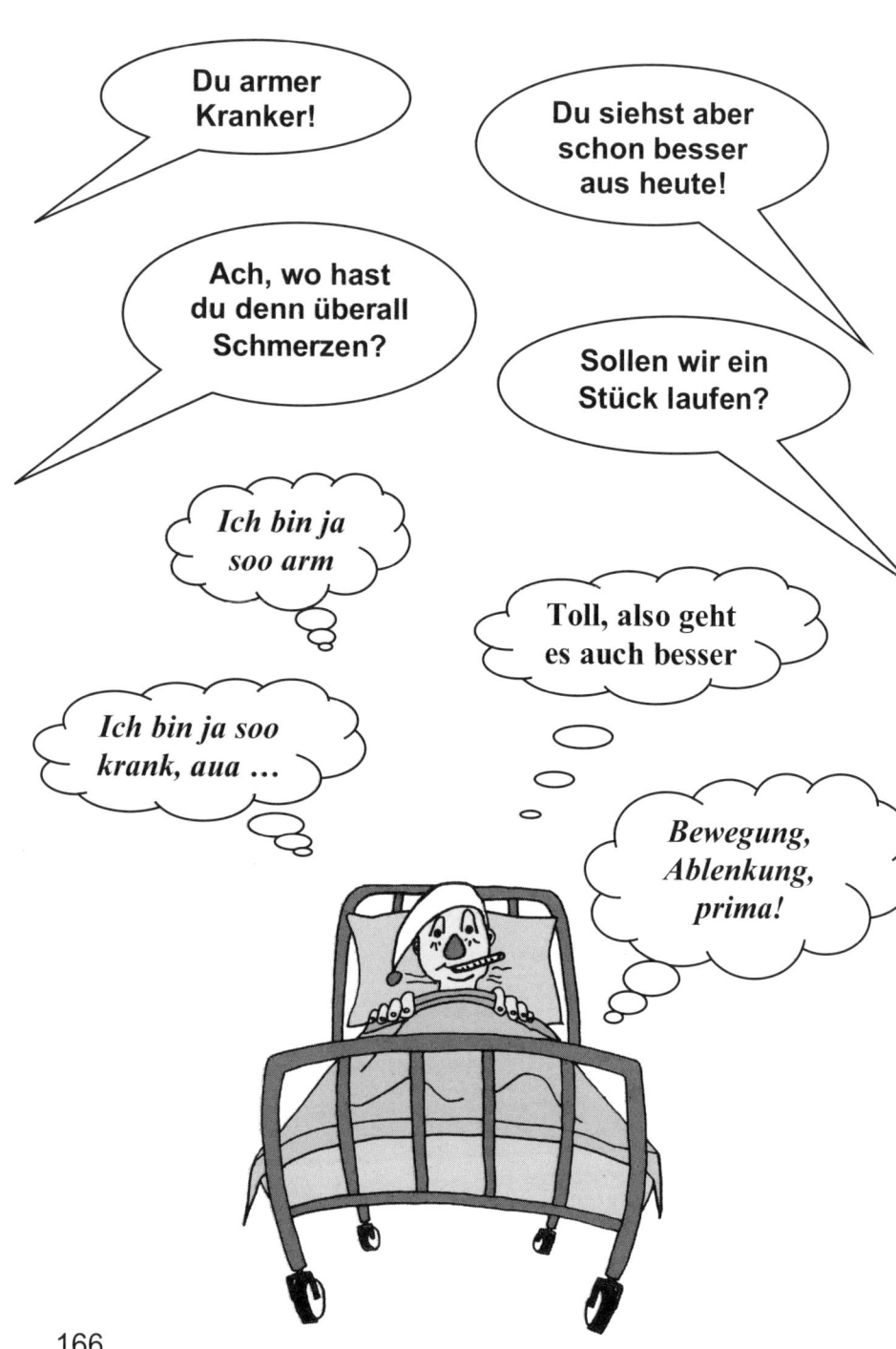

Vielleicht haben Sie bislang noch nicht so darauf geachtet, aber Menschen, die Ihnen nur von ihren eigenen Sorgen und Nöten erzählen, ziehen Sie noch mehr in den Keller. Wer von Krankheiten und schlechten Nachrichten erzählt, gehört eigentlich sofort weggeschickt. Damit meine ich nicht die Nachrichten, die für Sie bestimmt sind und die Sie hören müssen. Vielleicht sind es die Sorgen der Familie, die vielleicht Ihre Hilfe braucht. Nein, damit meine ich die Leute, die nichts anderes zu tun haben, als über die Probleme und Krankheiten anderer Leute zu schwätzen, ohne dabei etwas Konstruktives beizusteuern, etwas zu verbessern oder einen Vorteil für Sie daraus zu ziehen. Wenn jemand etwas von einem anderen erzählt mit dem Ziel, dass Sie daraus etwas lernen und gewinnen können für sich, dann ist das selbstverständlich in Ordnung. Aber nur schlechte Nachrichten zu konsumieren, sollten Sie immer vermeiden. Suchen Sie sich Themen, die Sie aufbauen und Ihnen helfen.

Natürlich existiert nichts ohne Grund! Und wenn jemand Ihnen etwas sagt, was Sie nicht hören wollen, finden Sie den Grund dafür heraus. Warum regt Sie das auf, warum haben Sie Angst? Die beste Lösung ist, dass Sie hier den Grund bei sich selbst finden und auflösen. Jemand erzählt Ihnen die schlimmsten Gruselgeschichten, doch Sie stören sich nicht daran, sondern lachen darüber, während Sie bei einer anderen Kleinigkeit auf die Palme gehen. Woran liegt das? Finden Sie die Gedanken, die Sie zu diesem Thema haben und ändern Sie sie. Fragen Sie sich immer, warum.

Hier ein globales Beispiel: Sie denken, jeder, der ein rotes T-Shirt trägt, sei schlimm krank. Wenn jemand Ihnen sagt: „Du hast aber ein schönes rotes T-Shirt an", wird Sie das natürlich stören. Ein weiteres Beispiel: An einem bestimmten Ort oder zu einer bestimmten Zeit ist Ihnen einmal etwas sehr Unangenehmes passiert. Wenn jetzt jemand diesen Ort oder diese Zeit aus einem ganz anderen Grund anspricht, verbinden Sie dies mit der eigenen Situation von früher. Diese Erinnerung wird Sie jedes Mal neu belasten, wenn Sie das Stichwort hören. Das sollte nicht sein. Oder: Sie denken, jemand, den sie kennen, hat dasselbe wie Sie und ihm ist jetzt das Schlimmste passiert. Wenn Sie jetzt nicht denken: „Nichts ist genau gleich, was der andere hatte, war anders, und ich bin auch nicht der andere", sind Sie mit dem Schicksal des anderen verknüpft. Sie werden dann in dem Moment auf die gleiche Stufe gestellt und mit dieser Situation verbunden. So ist es auch beim Horoskop in der Zeitung. Es trifft jeden, der so ein Sternzeichen hat. Ändern Sie Ihre Gedanken darüber und Ihnen geht es sofort besser. Freuen Sie sich, dass Sie wieder etwas verändert haben.

Es gibt aber noch andere Möglichkeiten. Wenn Ihr Besuch nicht mit der Zeit etwas Sinnvolles bei Ihnen anzufangen weiß, beschäftigen Sie ihn. Schicken Sie ihn einkaufen oder etwas für Sie erledigen. Bestimmen Sie, was Sie hören möchten. Wenn es gar nicht anders geht, bitten Sie um Verständnis, dass Sie jetzt Ruhe brauchen.

Dann gibt es auch das Gegenteil von Besuch: Menschen, die sich zu viel Sorgen machen, einen zu sehr verhätscheln und einem das letzte bisschen Fähigkeiten auch noch abnehmen möchten. Wenn man sich daran gewöhnt, kann man bald überhaupt nichts mehr selbst. Natürlich ist das lieb gemeint, und diese Fürsorge ist auch notwendig und lebensrettend – eine bestimmte Zeit lang. Nur achten Sie darauf, etwas, was Sie wieder selbst erledigen können, auch sofort wieder selbst zu tun. Sagen Sie den Freunden, dass Sie das jetzt schon wieder selbst können, dass sie sich jetzt keine Sorgen mehr zu machen brauchen. Zu viel Angst und Sorgen von anderen halten einen fest, man bleibt eingeschränkt in seiner hilflosen Position. Auch hier ist es wichtig für alle Beteiligten, vorsichtig die goldene Mitte zu finden. Reden Sie mit Ihren Freunden darüber, sagen Sie, was Sie heute können und was nicht.

Seien Sie im Gegenzug nicht beleidigt, wenn Ihnen jemand nicht diese Art von offensichtlicher Fürsorge entgegenbringt. Vielleicht hält er sich absichtlich zurück, um Ihnen zu helfen. Wer nur ab und zu kommt und das nicht gewohnt ist, kann ihre Situation schlecht einschätzen.

Dann gibt es einige Leute, die sagen: „Du liegst krank im Bett, dir geht es gut, du willst ja nur von allen Menschen umsorgt werden." Ich weiß nicht, ob das für einen richtigen Kranken wirklich zutrifft. Der hat meistens kaum noch Freunde übrig, die ihm helfen. Wer zum Beispiel länger als vier Wochen liegen muss, kämpft mit seinem Kreislauf, seiner Kondition und Kraft, spürt, wie es ihm immer schlechter geht und seine körperliche und geistige Leistungsfähigkeit schwindet. Er merkt, wie er seine Umgebung durch die dauernde Pflege belastet. Er strengt sich an und versucht alles, um aus dieser Situation herauszukommen. Sich über solche Bemerkungen aufzuregen, ist hier wohl fehl am Platze, stehen Sie darüber. Vielleicht will Sie auch nur jemand ärgern und aufziehen, damit Sie schneller gesund werden.

Gesunde Lebenseinstellung

Optimist – Pessimist

Hier noch eine zusammenfassende Bemerkung über „gesund" und „krank". Wie Sie schon erfahren haben, sind „gesund" und „krank" nur Begriffe, Urteile und Meinungen. Wenn Sie etwas schön finden, meint ein anderer dazu vielleicht, dass es gerade nicht schön aussieht. Sie sagen: „Das ist aber groß", während der Nächste das Urteil „Ach wie klein" abgibt. Sie sagen „zu dick", der andere meint „schlank".

Das Glas Wasser kann halb voll oder halb leer sein. Es kommt auf die Sichtweise an. Was hört sich besser an, ein noch halb volles Glas oder ein halb leeres Glas? Was gefällt Ihnen besser, gesund sein oder krank sein? Fett oder schlank? Es gibt immer jemanden, für den Sie sehr gesund sind, er sieht sich vielleicht als noch kränker an. Einer bezeichnet sich schon als krank, wenn ihn eine Mücke gestochen hat, oder als dick mit Kleidergröße 38 ...

Ein Optimist ist immer fröhlich und gut gelaunt, er meistert sein Leben und hat Spaß und Freunde. Der Pessimist dagegen schadet sich und der Welt den ganzen Tag. Er zieht alles runter auf eine niedrige Schwingung.

Eine gesunde Lebenseinstellung führt immer zu Gesundheit. Bewahren Sie sich diese im Herzen und im Wesen, dann erreichen Sie das Paradies auf Erden.

Also, seien Sie gesund!

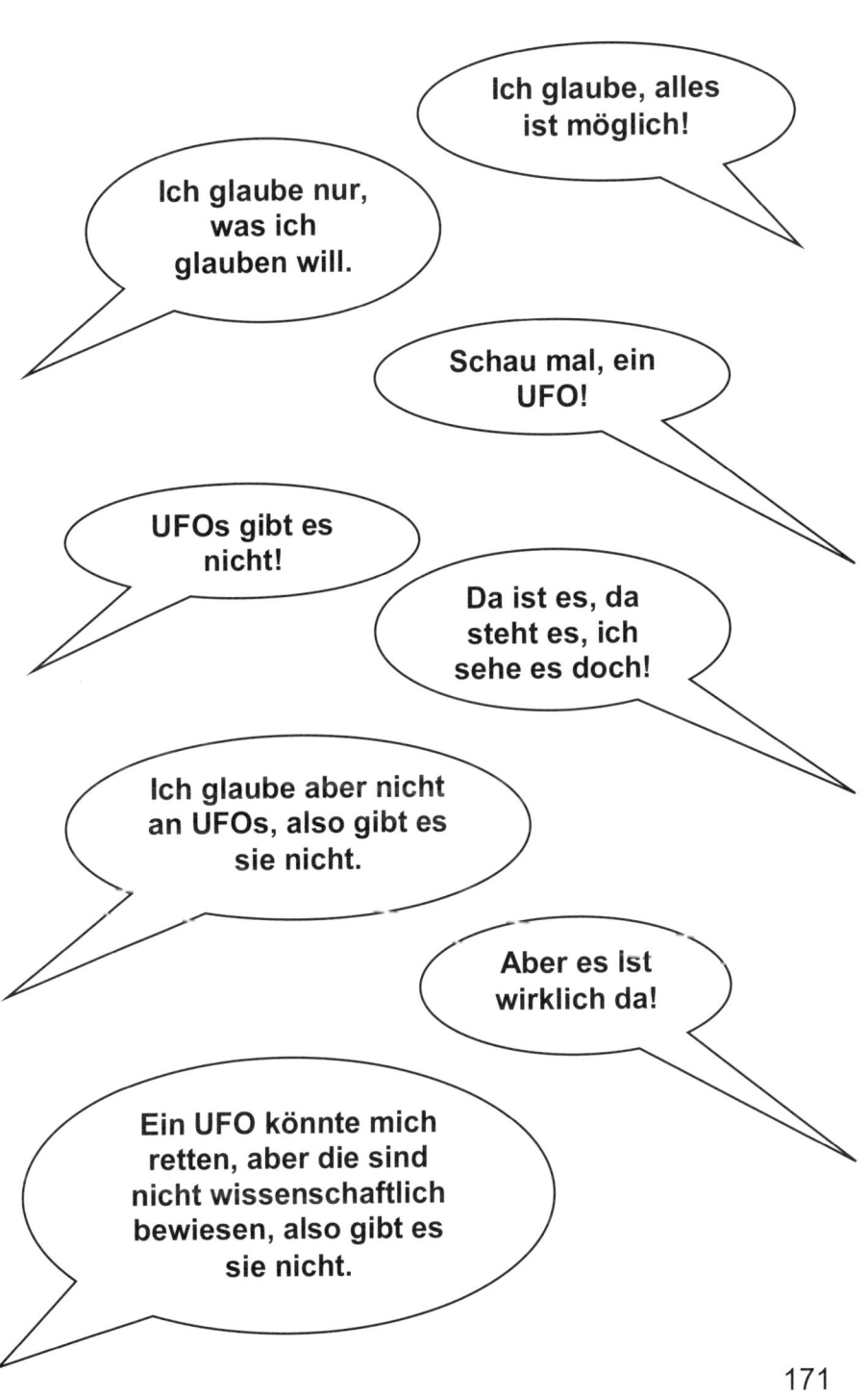

Und was glauben Sie?

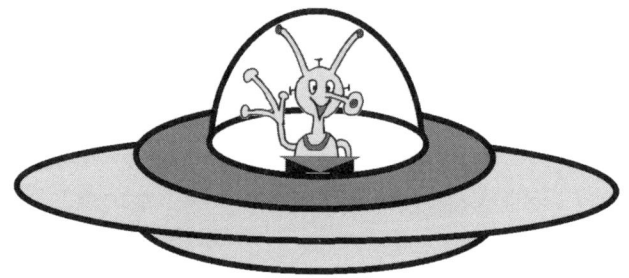

Gedanken lesen

Als Kind interessierte ich mich immer schon für Paranormales und Außergewöhnliches. „Zufälligerweise" schaltete ich immer genau dann den Fernseher ein, wenn Berichte über solche Dinge zu sehen waren. Zufälle gibt es natürlich nicht, denn das waren meine geistige Führung und meine Absichten, die mich dies tun ließen. Es passte immer perfekt.

In diesem Buch beschäftige ich mich ja hauptsächlich mit den eigenen Gedankenkräften und nicht mit höheren Energien und Gedankenformen, die uns begleiten und auch mit beeinflussen. Aber Sie haben bestimmt schon jetzt erkannt, dass es alles gibt und alles möglich ist.

Damals kam auch eine Sendung über einen Yogi – leider weiß ich seinen Namen nicht mehr –, der Gedanken lesen konnte. Er demonstrierte es dort vor laufender Kamera. Die Moderatorin öffnete einen Umschlag mit einem Satz und dachte ihn. Der Yogi, der übrigens noch andere unvorstellbare Sachen vorführte, las ihre Gedanken und sagte den Satz auf. Es war einfach großartig und faszinierte mich sehr.

Das Ganze war so von dem Fernsehsender gemacht und beaufsichtigt worden, dass man nicht schummeln konnte. Ich hatte auch keine Zweifel daran, hatte ich doch Ähnliches schon selbst erlebt und begann von da an täglich zu üben. Ich übte, die Gedanken anderer zu lesen, und tatsächlich funktionierte es.

Übung: Gedanken lesen

Um Gedanken zu lesen, ist eine hohe spirituelle Einstellung nötig. An dieser Stelle würde ich es auch einmal Neutralität nennen.

Sie brauchen eine ganz feine Eigenschwingung, denn Gedanken sind wie ein feiner und zarter Hauch, ganz fein und leicht. Ihr eigener Radiosender muss sich auf die höchsten Frequenzen einstellen.

Solange Sie Erwartungen haben in Bezug auf das, was der andere denken könnte, funktioniert es nicht, da Sie mit den Erwartungen den Empfang blockieren.

Wenn Sie eigene Gedanken in Bezug auf die Gedanken des anderen haben, geht es auch nicht, da Ihre Gedanken die Gedanken des anderen übertönen. Auch andere eigene Gedanken verhindern die Möglichkeit, die wahren Gedanken des anderen richtig zu lesen.

Wenn Sie aus egoistischen Motiven Gedanken lesen wollen, etwa um den anderen auszuspionieren oder zu ärgern oder um damit anzugeben und so weiter, werden diese groben negativen Gedanken Sie hinunterziehen. Sie erreichen dann nicht die feine Schwingung des Beobachtens oder der universellen Liebe, die dafür nötig ist.

Also seien Sie einfach neutral, neugierig und wachsam.
Mir gelang so etwas zum ersten Mal in meiner eigenen Krankheitszeit richtig. Als ich Zeit hatte und viel in

Wartezimmern von Ärzten herumlag. Dort konnte ich ganz fein und ruhig werden, warten, beobachten und die geistigen Gespräche der Arzthelferinnen und anderen Patienten wahrnehmen.

Die Gedanken des anderen hören sich fast so an wie seine Stimme. Es gibt viele Gedanken, die meistens irgendwie von außen als ganz feine Impulse in das Energiefeld eindringen. Damals, als ich im Training war, konnte ich sogar hören/sehen, welche Gedanken der andere Mensch überhaupt hatte. Es sind viele pro Sekunde, man muss ganz hellhörig, wach und aufmerksam sein. Ich konnte sagen, welche er davon aufnahm und welche er gleich aussprechen würde. Heute fließen diese und ähnliche Wahrnehmungen bei mir in den Alltag mit ein und ich lese Gedanken vor allem bei den Geistheilungsbehandlungen.

Ich würde Ihnen auf jeden Fall empfehlen, Gedanken lesen zu üben. Es erleichtert das Miteinander, schafft ein besseres Verständnis und hebt Sie auf eine höhere Schwingung. Das Leben wird leichter und verständnisvoller.

Üben Sie einfach mal, ruhig, wachsam und neutral zu sein. Begeben Sie sich in eine liebevolle Schwingung mit höchster Aufmerksamkeit und warten Sie geduldig. Warten und beobachten und frei sein von anderen Absichten oder Zeitdruck. Sie brauchen sich nicht auf den anderen zu konzentrieren. Wenn Personen in der Nähe sind, hören Sie die Gedanken sowieso. Die Absicht, die Gedanken zu lesen, genügt völlig. Sie können auch die Gedanken von Pflanzen und Tieren wahrnehmen, allerdings dann mehr in Form eines

Wissens oder Gefühls, da sie eine andere Sprache sprechen. Natürlich haben Sie ein höheres Selbst, das Ihnen diese Sprache übersetzen kann, dann ist es aber nicht mehr Gedankenlesen, sondern Channeln.

Als Vorübung empfehle ich Ihnen auf jeden Fall, das Nichtdenken zu üben, allerdings gibt es viele verschiedene Ebenen des Denkens und des Wahrnehmens. Ob man wirklich nicht denken kann, das ist noch umstritten. Ich selbst erlebe das Nichtdenken als eine Art des Wissens und des Beobachtens, eines Existierens in der Welt hinter den Gedanken.

Dort wird man auch auf irgendeine Art und Weise denken, aber das Nichtdenken der menschlichen Gedanken geht auf jeden Fall. Durch einige Zeit des Nichtdenkens werden Ihre Gedanken klarer und neutraler. Sie lernen, die richtigen Gedanken zu erkennen und die unerwünschten einfach nicht zu denken.

Auch werden durch das Weniger-Denken Ihre übrigen Gedanken stärker, weil Sie einfach weniger Gedanken denken und mehr Kraft für die anderen Gedanken übrig haben. Ich würde es mal so ausdrücken: Sie produzieren weniger Gedankenmüll. Deswegen setzen sich auch Gedanken von Geübten und Geistheilern viel schneller in die Realität um, weil diese einfach kräftiger und gezielter sind.

*Kraft kommt nicht aus körperlichen Fähigkeiten,
sie entspringt einem unbeugsamen Willen.*
Mahatma Gandhi

Übung: Nichts denken

Es gibt verschiedene Methoden, nichts zu denken. Am besten ist, Sie machen das abends oder morgens im Bett. In einem Zustand zwischen Wachsein und Schlafen sind die beiden Gehirnhälften ziemlich ausgeglichen, und auch Sie selbst sind sehr ruhig und ausgeglichen und dabei dennoch wach und aufmerksam. Das sind alles Eigenschaften, die Sie zum Nichtdenken oder zum Gedankenlesen benötigen.

Sie können dann einfach Ihre Gedanken beobachten und diese nicht zu denken üben. So lange, bis es immer weniger und weniger Gedanken in Ihrem Kopf werden und diese sich irgendwann ganz einstellen. Halten Sie den Zustand so lange wie möglich.

Eine andere Methode ist es, den Kopf nur mit einem Gedanken zu füllen. Also mit einer Affirmation oder einem Wort. Wiederholen Sie ständig den gleichen Satz, so schnell und so oft, dass keine Zwischengedanken möglich sind. Irgendwann werden Sie in den Zustand des Beobachtens gelangen, was bis zur Erleuchtung führen kann, und dieser eine Gedanke wird sich auflösen. Sie können auch auf Gefühle achten oder auf Ihre Atmung. Beobachten Sie etwas, ohne zu denken, und vertiefen Sie sich darin.

Nachher werden Sie sich in einer wunderbaren, angenehmen Schwingung wiederfinden. Vermeiden Sie dann allerdings, Negatives zu denken, denn alle Gedanken, die Sie anschließend haben, sind viel stärker geworden und werden sich schneller verwirklichen.

Dankbarkeit

Dankbarkeit ist eine sehr wichtige Gedankenform und eine hohe Schwingung. Deswegen zum Schluss noch einmal eine Übung damit.

Mit einem Danke zeigen Sie der Außenwelt, dass Ihnen das gefallen hat, was Sie von dort bekommen haben. Die Dankbarkeit ist ein Richtungsweiser für alle. Mit ihr nehmen Sie die Energien, die Sie bekommen, an und somit auch in sich auf. Durch Dankbarkeit senden Sie auch wieder Energie aus, die Ihnen in Zukunft weitere dankenswerte Dinge beschert. Mit Danke erkennen und nehmen Sie es an. Sie schaffen dadurch auch einen energetischen Ausgleich. Sie geben Freude und Anerkennung zurück. Wer nur nimmt und nimmt, ohne sich zu bedanken, und nichts als Ausgleich zurückgibt, wird bald nichts mehr erhalten.

Auch wandeln Sie mit Ihrer Dankbarkeit alles Negative um, was vielleicht noch in der erhaltenen Gabe vorhanden ist. Mit Ihrem Dank erkennen Sie das Gute und Göttliche an und verstärken es. Sogar dann, wenn Sie zu einer negativen Situation Danke sagen, wird sie sich in eine positive umwandeln. Nichts geschieht zufällig, und es ist nur Ihre Sichtweise, die Sie im Moment begrenzt und Sie undankbar sein lässt. Im Grunde ist alles gut, was Ihnen geschieht, Sie haben es selbst herbeigeführt. Seien Sie dankbar für alles. Nehmen Sie das Leben somit als etwas Wertvolles und Wunderbares an. Es wird sich dadurch immer mehr dazu verwandeln.

178

Seien Sie dankbar für Ihr Essen, für Ihren Körper, für Menschen, die Ihnen begegnen, und freuen Sie sich.

Das Tischgebet ist eine sehr schöne Sitte, sich für sein Essen zu bedanken und es damit zu segnen (energetisieren). Wie Sie jetzt wissen, wird damit auch die Schwingung der Nahrung erhöht und deren Gesundheitswirkung verstärkt. Vielleicht führen Sie es wieder ein.

Übung: Dankbar werden

Schreiben Sie nun alles auf, wofür Sie nicht dankbar waren. Schreiben Sie direkt diese Erinnerungen in Positives um und zeigen dafür Verständnis. Bekunden Sie Ihre Anerkennung durch das jetzige Aufschreiben dieser Situationen und ändern Sie somit Ihre Haltung dazu.

- *Du hast damals dein Bestes getan, ich danke dir dafür.*
- *Danke, dass ich das erlebt habe, ich werde in Zukunft besser aufpassen, dass mir das nicht mehr passiert.*
- *Danke, dass ich noch lebe, es hätte schlimmer kommen können.*

Es muss gar nicht viel sein,
nur es muss etwas ein!
Tanja Aeckersberg

Übung: Dankbar sein

Schreiben Sie hier alles auf, wofür Sie sich heute noch nicht bedankt haben. Bekunden Sie den Dingen oder Situationen gegenüber Ihre Anerkennung und Dankbarkeit durch das jetzige Aufschreiben.

Bedanken Sie sich vor allem für Alltägliches und Selbstverständliches. Diese Dinge haben vor allem Ihre Anerkennung nötig.

Ich bin dankbar für mein Essen ...
Ich bin dankbar für den schönen Tag ...
Ich sage Danke zu...
Ich habe mich sehr gefreut über ...
Danke für ...
Danke, Gott, ...
...

Danke für alles!

Gehe mit deinen Gedanken um,
als wären sie Kostbarkeiten.
Eine Kostbarkeit hegt und pflegt man,
weil sie das Herz erfreut.
Wenn dein Herz sich
über deine Gedanken freut,
dann liebst du.
Wenn du liebst,
dann bist du eins mit Gott ...

Anne Hübner

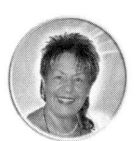

Diese Botschaft der geistigen Welt ist von
Anne Hübner, ,,Das Höchste spricht", für Sie und dieses
Buch übermittelt worden.

Vielen lieben Dank!

Zur Autorin

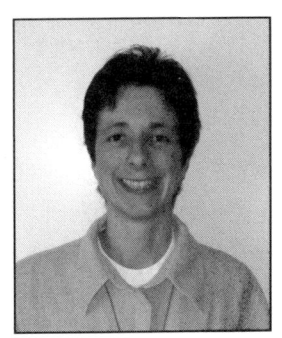

Tanja Aeckersberg

Krankengymnastin
Heilerin und Heilpraktikerin
Spirituelle Meisterin/Lehrerin
Begradigungstherapeutin nach Pjotr Elkunoviz

Tanja Aeckersberg wurde 1969 in Wiesbaden geboren. Eine starke Wirbelsäulenverkrümmung führte sie schon als Kind in den Bereich von Gesundheit und Heilung.

Nach ihrem Realschulabschluss machte sie eine Ausbildung zur Arzthelferin und MKA. 1990 bildete sie sich zur Krankengymnastin und Physiotherapeutin weiter. Offen für neue Therapien, spezialisierte sie sich im Bereich Orthopädie und Psychosomatik, leitete Wirbelsäulen- und Skoliosegruppen und bildete Therapeuten aus, um die Erfahrungswerte ihrer eigenen Betroffenheit weiterzuvermitteln, denn längst hatte sie erkannt, dass es für Wirbelsäulenprobleme nur sehr begrenzte Heilmöglichkeiten gab. In dieser Zeit, immer auf der Suche nach Verbesserungen, absolvierte sie noch zahlreiche Zusatzausbildungen, unter anderem: Manuelle Therapie, Chirotherapie, Reflexzonentherapie, Rückenschulleiterin, Feldenkrais-Methode, Wasser- und Bewegungstherapie sowie eine zweijährige Schulung zur Shiatsu-Therapeutin.
Danach folgten verschiedene Ausbildungen in alternativen Heilverfahren unter anderem auch Edelstein- und Bachblütentherapie und natürliche Ernährung, die zu einer erstaunlichen

Verbesserung ihres Allgemeinbefindens führten. Dennoch kam es 1994 zu einem schweren Bandscheibenvorfall, dessen Operation missglückte, was zu einem langen Leidensweg führte. Trotz schwerster Betroffenheit bildete sie sich zwei Jahre zur Heilpraktikerin weiter und bekam 1997 ihre staatliche Erlaubnis. Es sollte aber noch mehr sein!

So schulte sie sich weiter in den verschiedensten alternativen und geistigen Heilmethoden, unter anderem in Wahrnehmungs- und Gedächtnisentwicklung, und lernte Psychometrie. Dies alles führte zu einer großen Bewusstseinserweiterung. Der anschließende Kontakt mit dem göttlichen Reiki (universelle Lebensenergie) brachte sie ganz nah ans Ziel ihrer Wünsche: das geistige Heilen. 1996 schloss sie die Ausbildung mit dem Reiki Meister- und Lehrer-Grad ab, um diese einzigartige göttliche Hilfe an die Menschen weitergeben zu können. Weiter auf dem Pfad der Geistheilung, erhielt sie 1998, nach dreijähriger Ausbildung, ein Diplom in Integraler Parapsychologie. Anschließend, 2002 bis 2004, absolvierte sie Heilerausbildungen bei Horst Krohne sowie bei Pjotr Elkunoviz und Anne Hübner, die ihr dazu verhalfen, dass ihre Berufung, den Menschen wirkliche Hilfe und Heilung zu bringen, zu ihrem Beruf wurde.

Die eigene Heilung fand sie im geistigen Bereich durch energetische Heilmethoden, zu denen Pjotr Elkunoviz und Anne Hübner vor allem durch die geistige Beckenschiefstandskorrektur mit Wirbelsäulenaufrichtung den wesentlichsten Beitrag leisteten. Aus ihrem innigsten Wunsch heraus wurde sie selbst 2003 von Pjotr Elkunoviz zur Wirbelsäulenbegradigungstherapeutin ausgebildet und von Anne Hübner in die geistige Alchemie (Entstörung, Umwandlung und Entstrahlung) eingeweiht. Die Möglichkeit, das schiefe

184

Becken, die unterschiedlichen Beinlängen und die krumme Wirbelsäule in Sekundenschnelle mit der Kraft des intelligenten Geistes dauerhaft aufzurichten, ohne den Menschen berühren zu müssen, sieht sie als die Krönung ihrer Befähigungen im Dienste an ihrem Nächsten und dessen ganzheitlicher Heilwerdung an. So konnte sie sich im Bereich des Helfens vervollkommnen und arbeitet seither als sehr erfolgreiche Heilerin und stellt immer wieder ihr umfangreiches Können unter Beweis.

Der unermüdliche Einsatz, helfen zu wollen, setzte sich auch in anderen Bereichen durch. So machte sie 2001 als Spiele-Autorin für ihre bewusstseinserweiternden Gesundheits- und Lernspiele von sich reden und 2002 als Buch-Autorin („Gedankendiät"). Eine Auszeichnung und Prämierung waren der Lohn für ihre außergewöhnlichen, zukunftsorientierten Hilfen, die den Menschen wichtige Wegbegleitungen sind. 2007 erschien ihr ebenfalls erfolgreiches und prämiertes Buch „Spirituelle Rückenschule".

Seminare bei Tanja Aeckersberg

- Bewusstseinserweiterungs- und Wahrnehmungstraining – Erfahre den siebten Sinn in aktiver Form
- Spirituelle Rückenschule – Mobilisation der Wirbelsäule mit Gedankenkraft
- Gedankentraining – Energie spüren und steuern
- Denk dich gesund – Selbstheilung durch Gedankenkraft
- Skoliosetherapie mit der Kraft des intelligenten Geistes

Bücher und Spiele der Autorin

Reflexzonen – Kurzübersicht
Geschichte – Therapie – Behandlung

Schnelle Hilfe für sich und andere!

Dieses Buch gibt eine Übersicht über die Reflexzonenmassage.

Es wird auf die Geschichte und Entstehung der Reflexzonenbehandlung bis zur Entwicklung der heutigen Reflexzonentherapie eingegangen. Die Anatomie und Physiologie werden vereinfacht und verständlich erklärt, bis hin zur Diagnose und Behandlung der einzelnen Reflexzonen.

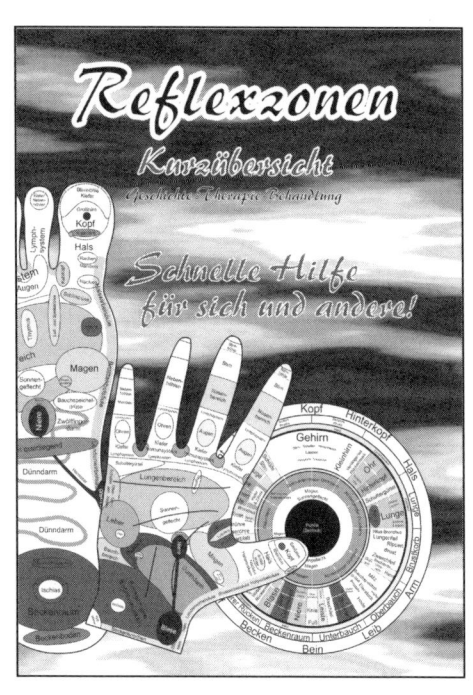

Mit integrierten Übersichtskarten der Hand-, Ohr- und Fußreflexzonen, Irisdiagnosetafeln und Zahnbezugszonen-Tabellen.

ISBN: 3-00-008049-X

186

Spirituelle Rückenschule
Eine neue und einzigartige Wirbelsäulengymnastik

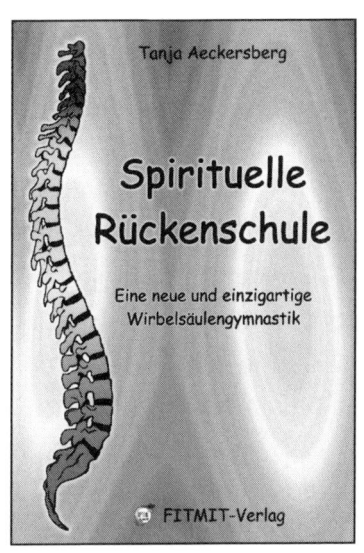

Der Mensch besteht nicht nur aus Knochen, Bändern und Organen. Er ist Körper, Geist und Seele und eine Einheit. Er ist ein komplexer Organismus, der verbunden ist mit dem sichtbaren und unsichtbaren Universum. In diesem einzigartigen Buch geht es um eine ganzheitliche Wirbelsäulentherapie, die eine Heilung von Rückenleiden und Beschwerden aller Art ermöglicht. Die spirituelle Rückenschule ist eine geistige Wirbelsäulengymnastik, die eine erweiterte Sichtweise der bioenergetischen Zusammenhänge zwischen Wirbelsäule und Körper eröffnet und die Gesundheit fördert. Mit zahlreichen geistigen und körperlichen Übungen zur Selbstheilung.

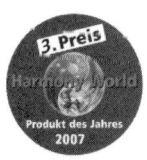

Das Buch erhielt 2007 die Auszeichnung „Produkt des Jahres"!

Zitat der Jury: In der heutigen Zeit leidet fast jeder an Rückenbeschwerden. Dieses Buch bietet einen Einblick in das Zusammenwirken von Körper, Seele und Geist. Die praxisnahen Anleitungen zu den Übungen sind für den Laien verständlich beschrieben und leicht anwendbar.

ISBN: 978-3-00-016834-6, in Englisch ISBN: 978-3-00-022131-6

Gesundheitsspiele „Aktiv sein"

Aktiv-Spiel
Spielen für die Gesundheit

Ein aufregendes Würfelspiel für Kinder und alle anderen Generationen. Spielen Sie aktiv mit, tun Sie etwas für Ihre Gesundheit. Hier werden Sie mit Spaß und Freude im Spiel an Ihren Körper erinnert und aufgefordert, etwas für Ihre Gesundheit und Beweglichkeit zu tun.

Für fünf Spielfelder nach vorne zehnmal die Schultern kreisen. Dreimal um den Spieltisch gehen oder einmal aussetzen. Was ist Ihnen lieber? Kommen Sie fit und gut gelaunt im Ziel an, selbst wenn Sie es nicht als Erster erreichen.

Die verschiedenen Körperübungen sind einfach und leicht und für jede Altersklasse geeignet. Trotzdem hat man immer die Wahl, ob man die Übung ausführen will (kann) oder nicht. Alle Spielkarten sind laminiert und dadurch besonders strapazierfähig.

Für Jung und Alt – mehr Spaß im Spiel!

Telepathie-Spiel
Wissen und Spiel verbinden
Spielend lernen

Das Telepathie-Spiel ist ein sehr interessantes und ideales Gesellschaftsspiel, das jedem Freude bringt. Lernen Sie Ihren siebten Sinn kennen und üben Sie sich in Gefühl und Wahrnehmung. Entdecken Sie die Telepathie und dass es Lebensbereiche gibt, die die heutige Wissenschaft immer noch nicht erforscht hat.

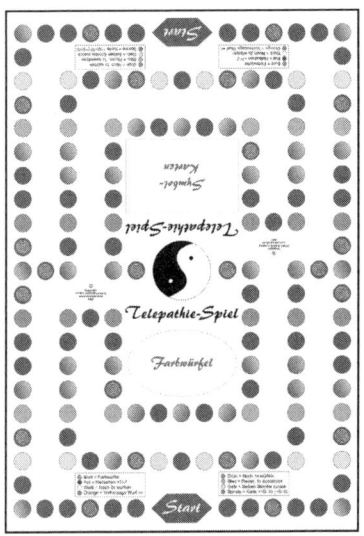

Mit einem speziellen Farbwürfel und Symbolkarten bringt dieses Spiel besonders viel Abwechslung ins Spielgeschehen und ist für jeden Mitspieler eine große Bereicherung hinsichtlich der Sinnesschärfung.

Mit Vorhersagen, Hellsehen und Wahrnehmungsübungen ist das Telepathie-Spiel besonders spannend und förderlich für die Entwicklung und Gehirnleistung. Es trainiert Sensibilität und Konzentration. Die geistige Disziplin, das Gedächtnis und die Aufmerksamkeit werden sehr gefordert. Das Telepathie-Spiel und das Aktiv-Spiel sind eine große Hilfe und eignen sich hervorragend für die Kinderbetreuung und Erziehung.

Ein Edelstein-Spiel befindet sich ebenfalls im Sortiment des FITMIT-Verlags.

Reflexzonen-Spiele

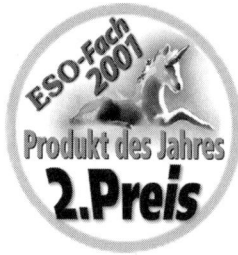

Ziehen Sie mit Ihren Spielsteinen über eine hochwertige und detaillierte Reflexzonenvorlage von Fuß, Hand oder Ohr und lernen

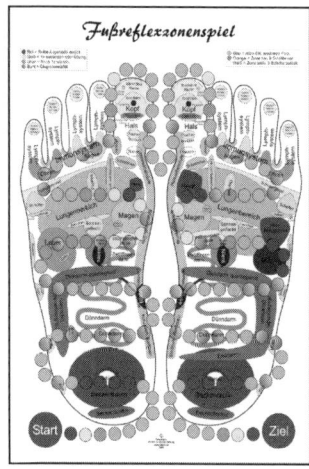

Sie die Reflexzonen dabei kennen. Spielen Sie sich durch die verschiedenen Zonenbereiche und erleben Sie Ihren Körper und seine Funktionen auf eine neuartige Weise.

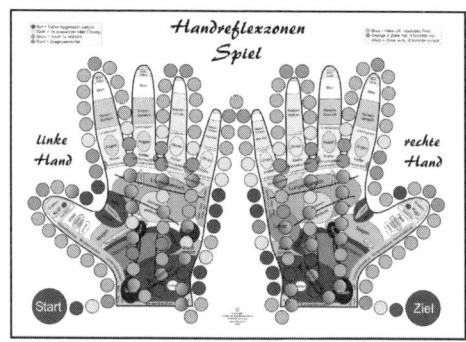

Die Reflexzonen-Spiele sind ideale Lernspiele für Berufsanfänger, aber auch hervorragende Gesellschaftsspiele für den Laien und für Kinder. Ein Diagnosewürfel sorgt für einen spannenden Spielablauf. Kleine Übungen zur Durchblutungsanregung sind im Spielgeschehen eingebunden und bringen zusätzlich Abwechslung und Spielspaß.

Für seine Reflexzonen-Spiele erhielt der FITMIT-Verlag 2001 den Titel: **„Produkt des Jahres".**

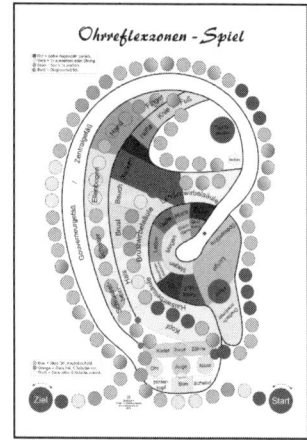

190

Lehrtafeln

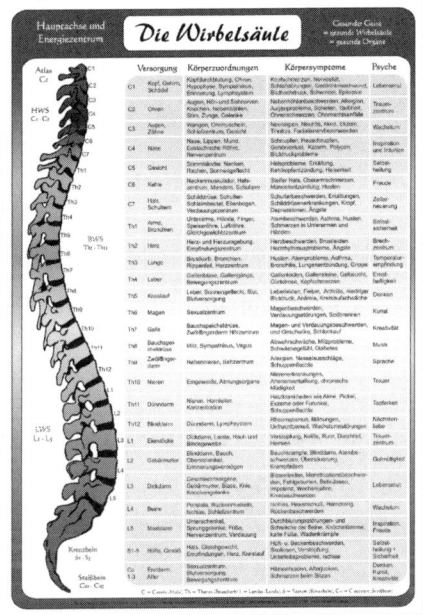

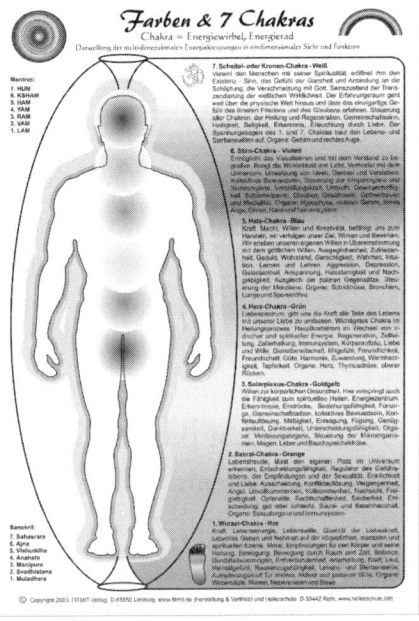

Lehrtafeln von Reflexzonen der Füße, Hände, Ohren und Iris, Bezugszonen der Chakras, Zähne, Wirbelsäule und Organuhr.

Die Übersichtskarten sind laminiert, in hochwertiger Qualität als Farb-Fotodrucke in Postergröße in allen Variationen, in Deutsch und in Englisch, erhältlich. Die auf den Tafeln dargestellten Zonen sind nach Überlieferungen der Chinesen, der Maya, Messungen und Erfahrungen der Radiästhesie und Bioenergetik angefertigt. Sie stimmen mit der allgemein anerkannten Lehrmeinung der Naturheilkunde überein.

Adressen und Quellen

Bezugsadresse für Bücher, Lehrtafeln und Spiele der Autorin sowie Informationen über ihre Vorträge und Seminare:
FITMIT-Verlag Ingrid Aeckersberg
Kurt-Schumacher-Ring 13
D-65550 Limburg
Telefon: 06431/408888, Telefax: 06431/408889
Internet: www.fitmit.de, E-Mail: verlag@fitmit.de

Seminare bei der Autorin, Vorträge, Geistheilung, Behandlungen, Wirbelsäulenbegradigung, Heilerausbildungen und vieles mehr:
Zentrum für Geistiges Heilen
Anne Hübner und Pjotr Elkunoviz
Genheimer Weg 10, 55442 Roth bei Stromberg
Telefon: 06724/3699, Telefax: 06724/601799
Internet: www.zfgh.info, E-Mail: mail@zfgh.info

Quellenangaben:
Es gibt viele Redensarten, Volksweisheiten, Sprüche und Texte, deren Urheber heute nicht mehr bekannt oder eindeutig zu ermitteln sind. Einige Zitate in diesem Buch sind daher ohne Namensnennung verwendet worden. Bei bekannten Urhebern ist der Name direkt in dem entsprechenden Textabschnitt angegeben.